Sexueller Missbrauch
in Organisationen

Impressum

Umschlagbild: Anna Dietl
Umschlaggestaltung: Nele Steinborn
Herstellung (Satz, Layout, Druck):
Tina Gerstenmayer, D&K Publishing Service, Wien

Wiener Dom-Verlag Gesellschaft m. b. H., Wien

ISBN: 978-3-85351-236-4

www.domverlag.at

Das Zitat auf den Seiten 42 und 43 stammt aus Peter Rutter: Sex in der verbotenen Zone. Wie Männer mit Macht das Vertrauen von Frauen missbrauchen. Arbor-Verlag, Freiamt im Schwarzwald: 2002. S. 14 ff. Wir danken dem Arbor-Verlag (www.arbor-verlag.de) für die freundliche Genehmigung zum Abdruck.

Eglau | Leitner | Scharf

Sexueller Missbrauch in Organisationen

Erkennen | Verstehen | Handeln

wiener verlag
DOM

Vorwort

Seit dem Frühjahr 2010 wird nun auch in Österreich und Deutschland das Thema sexuellen Missbrauchs in der Öffentlichkeit breit diskutiert. Neben Fällen, die bereits Jahrzehnte zurückliegen, sind wir auch mit aktuelleren Fällen sexuellen Missbrauchs konfrontiert.

Die Autoren des vorliegenden Buches gehen von einer recht typischen Situation aus: In einer Gemeinschaft taucht der Verdacht auf, dass ein Kind oder Jugendlicher sexuell missbraucht worden ist - und alle sind überzeugt: „Das kann nicht stimmen! Doch nicht bei uns!" Niemand will es wahrhaben, niemand kann sich vorstellen, dass die eigene Welt von so etwas wie sexuellem Missbrauch betroffen ist.

Für das Opfer ist es fürchterlich, so Unvorstellbares erlitten zu haben. Für das Opfer ist aber auch fürchterlich, dass ihm eigentlich nicht geglaubt wird. Auf diese Weise wird das Opfer neuerlich verletzt. Mit dem üblichen „Hausverstand" werden den Opfern gegenüber sehr oft Fehler gemacht.

Die Autoren haben sich die Mühe gemacht, ein äußerst schwieriges Thema so aufzubereiten, dass es in wesentlichen Aspekten auch für Laien verstehbar wird. Zu Recht betonen sie, dass jede Gemeinschaft mit einer solchen Erfahrung überfordert ist. Diese Überforderung trägt dazu bei, dass Gemeinschaften dann Fehler machen, die die Opfer zusätzlich belasten. Diese Überforderung ist oft auch der Grund für das Nicht-wahrhaben-Wollen. In diesem Buch wird daher völlig richtig erklärt, dass schon beim ersten Verdacht auf sexuellen Missbrauch professionelle Hilfe zu holen ist. Alle Versuche einer Gemeinschaft, die Erfahrung sexuellen Missbrauchs innerhalb der Gemeinschaft selbst bearbeiten und lösen zu wollen, müssen scheitern.

Die Autoren zeigen auch, dass die meisten Täter nach außen hin nicht nur völlig normal sind, sondern manchmal sogar durch besonderes Engagement im Umgang mit Kindern auffallen. Weil man die Täter - oft seit vielen Jahren - kennt, werden sie häufig von der Umgebung in Schutz genommen. Aus einer falsch verstandenen Nächstenliebe heraus bemüht man sich gerade in christlichen Gemeinschaften oft auch um die Täter und versucht sie zu verstehen. Dabei würde die Nächstenliebe fordern, die Täter aus einer Gemeinschaft, in der die Gefahr der Wiederholung vorhanden ist, raschest auszuschließen, und zu einer entsprechenden Therapie zu zwingen, nötigenfalls auch durch eine Strafanzeige. Dies mag auf den ersten Blick hart klingen - ein gebrochenes Bein zu schienen geht aber auch nicht ohne Schmerzen.

Diese kurzen Beispiele zeigen, mit welchen Schwierigkeiten und Belastungen eine Gemeinschaft konfrontiert wird, in welcher der Verdacht auf sexuellen Missbrauch auftaucht. Es ist das Verdienst der Autoren, dieses komplexe Thema in einzelne Teilbereiche gegliedert und aufgearbeitet zu haben. Dieses Buch ist explizit für die Angehörigen christlicher Gruppen und Organisationen geschrieben. Auch wenn man sich wünschen mag, dass sexueller Missbrauch künftig nicht mehr vorkommen möge, wird er sich leider nie vollständig vermeiden lassen - in keiner gesellschaftlichen Gruppierung.

Es ist zu hoffen, dass dieses Buch für dieses Thema sensibilisiert. Es möge dazu beitragen, dass künftig besser als bisher damit umgegangen wird, zur Verminderung des Leids der Opfer und zur Vorbeugung weiteren Missbrauchs!

Univ.-Prof. Dr. Johannes Wancata,
Leiter der Ombudsstelle der Erzdiözese Wien
für Opfer von sexuellem Missbrauch
innerhalb der Kirche

Inhaltsverzeichnis

Vorwort 4
Einleitung 7

1 Fallbeispiele 11
2 Sexueller Missbrauch - was ist das eigentlich? 19
3 Täter und ihre Methoden verstehen 27
4 Opfer und ihr Leid verstehen 53
5 Die Organisation verstehen 73
6 Menschen im Umfeld verstehen 91
7 Externe Experten verstehen 101
8 Die Dynamik von Trauer und Klage verstehen 105
9 Die Dynamik von Schuld und Vergebung verstehen 117
10 Schritte erfolgreicher Prävention verstehen 133

Nachwort 141
Ansprechstellen 146
Hinweise 148
Literaturverzeichnis 156

Einleitung

Eine große, seit Jahrzehnten bestehende, erfahrene Laiengemeinschaft, zu der auch Ärzte, Lehrer, Seelsorger, Lebens- und Sozialberater, Anwälte, Richter und Mediatoren gehören, wird mit dem Unfassbaren konfrontiert:

> Sexueller Missbrauch in den eigenen Reihen.
> Und über Nacht ist nichts mehr, wie es war.

Alle Erfahrungen, alle Ausbildungen tragen nicht, helfen nicht. Ganz im Gegenteil: Sie führen in gutem Glauben zu noch größerem Schaden. Opfer werden erneut geopfert. Täter werden in vermeintlich christlicher Vergebungsbereitschaft und Nächstenliebe nicht mit der Schwere ihrer Tat konfrontiert. Parteiungen und Spaltung entstehen und führen die Gemeinschaft an den Rand ihrer Existenz.

Warum wir das am Anfang erzählen? Weil es unsere Geschichte ist. Weil wir in dieser Laiengemeinschaft als Leiter versagt haben.[1] Glauben Sie uns: Nichts an Ausbildung und bisheriger Erfahrung hilft Ihnen, wenn es zu sexuellem Missbrauch kommt. Sie können bei sexuellem Missbrauch nur scheitern - es sei denn, Sie holen sich sofort externe Hilfe.

Wenn uns damals jemand so klar und eindeutig unser Scheitern vorausgesagt hätte, wir hätten es nicht geglaubt. Nun, wir sind gescheitert. Wir haben die Opfer erneut geopfert, haben dem Täter nicht gegeben, was ein Täter zur Heilung braucht, und wir mussten unser Bild von christlicher Gemeinschaft begraben, in das wir so viele Jahre unseres Lebens investiert hatten.

Aus diesem mühsamen, schmerzvollen Lernprozess heraus schreiben wir dieses Buch. Es ist jenes Buch, von dem wir glauben, dass wir es damals gerne gehabt hätten. Ein Buch, das vor allem christlichen Gruppen, Pfarren, Ordensgemeinschaften, Schulen, Laiengemeinschaften, aber auch allen anderen Institutionen und Gruppen helfen soll, den ganzen Prozess zu sehen:

- Wie geht es einem Opfer und wie ist mit Opfern umzugehen?
- Wie geht es einem Täter und wie ist mit Tätern umzugehen?
- Wie geht es einer Gruppe, in der sexueller Missbrauch aufgedeckt wird, und wie ist mit ihr umzugehen?

Aus mehreren Perspektiven wird die Dynamik sexuellen Missbrauchs beschrieben. In erster Linie geht es uns dabei um das Verstehen: Was hilft, ein Opfer zu verstehen? Was hilft, den Täter zu verstehen? Was hilft, die Reaktionen einzelner Gruppenmitglieder zu verstehen, der Freunde und Angehörigen von Opfer und Täter, der Leiter und Verantwortungsträger, der Versöhner, Leugner, Verdränger und Zuschauer?

Unser Buch geht insbesondere auf sexuellen Missbrauch im Zusammenhang mit christlichen Gruppen und Organisationen ein und beleuchtet Missbrauch auch aus einer spirituellen Sichtweise. Gerade allgemein bekannte und christliche Grundprinzipien wie Vergebung, Barmherzigkeit, Reue und Umkehr werden bei sexuellem Missbrauch oft undifferenziert und oberflächlich interpretiert. Dies führt häufig zu völlig falschen und sogar absurden Schlussfolgerungen, die den ohnehin schon entstandenen Schaden noch vergrößern.

In diesem Buch versuchen wir, betroffenen und interessierten Menschen einen umfassenden und doch leicht fasslichen Einblick in die sehr überraschenden und komplexen Aspekte im Zusammenhang mit Missbrauch zu geben. Darüber hinaus soll eine Basis dafür gelegt werden, sich entwickelnden Missbrauch frühzeitig erkennen und Maßnahmen dagegen ergreifen zu können.

Dieses Buch
- ist in Bezug auf die Opfer bewusst offengehalten und umfasst dabei sowohl Kinder und Jugendliche als auch Erwachsene;
- nimmt in besonderer Weise christliche Gruppen in den Blick, viele Ausführungen lassen sich aber in Analogie auch auf andere Gruppen übertragen;
- versteht sich in erster Linie als Hilfestellung für Leiter christlicher Gruppierungen;
- soll zum Verständnis von Missbrauchsdynamiken beitragen, die Notwendigkeit von Präventivmaßnahmen herausstreichen und Hilfestellungen für Prävention bieten;
- betont, dass man bei Verdacht auf sexuellen Missbrauch in allererster Linie opferorientiert handeln muss;
- berücksichtigt aber auch die Tatsache, dass Informationen über angeblich vorliegenden Missbrauch falsch sein können;
- wiederholt vielfach die nicht zu überschätzende Bedeutung von externen Experten in allen Fällen, in denen Missbrauch im Raum steht;
- regt generell dazu an, wachsam zu sein und bei Missbrauchsverdacht nicht wegzuschauen, sondern zu handeln.

Haben Sie sich dieses Buch gekauft, weil Sie mit sexuellem Missbrauch in ihrer Einrichtung konfrontiert sind? Wenn ja, dann blättern Sie jetzt ganz nach hinten und machen gleich einen Termin mit einer Beratungseinrichtung aus (eine entsprechende Liste finden Sie auf Seite 146). Während Sie auf den Beratungstermin warten, lesen Sie unser Buch zur Vorbereitung.

1 Fallbeispiele

Sexueller Missbrauch darf nicht nur klinisch und distanziert analysiert werden, denn es handelt sich dabei immer um Dramen, bei denen Menschen schwer verletzt werden. Will man Missbrauch wirklich erfassen, muss man auch betroffen sein. Wir führen in diesem Buch verschiedene Missbrauchsereignisse aus unterschiedlichen Quellen an. Zwei längere Beispiele wollen wir gleich hier an den Anfang stellen. Missbrauchsfälle sind in den Medien zwar häufig präsent, von ihnen werden jedoch meist nur kleine Ausschnitte berichtet. Diese Zusammenstellung soll hingegen - ohne zu übertreiben - gerade in ihrem Umfang und in ihrer Differenziertheit bewusst auch schockieren.

1.1 Der Fall Eschenau

„Wenn du das deinen Eltern erzählst, verjagen wir eure Familie aus dem Dorf!" Seit sie mit vier Jahren das erste Mal missbraucht wurde, wird Heidi Marks von dieser Drohung des Täters verfolgt. Zuerst nur von einem, später dann von zwei Männern belästigt, war ihre Kindheit geprägt von der ständigen Angst, dass ihre Familie aus dem Dorf vertrieben würde, dass ihre Eltern ihr nicht glauben und sie verstoßen würden, wenn sie sich ihnen anvertraute. Doch auch nachdem sie im Alter von 15 Jahren das Dorf endlich verlassen konnte und schließlich in den USA ein neues Leben anfing, war dieser Fall noch lange nicht zu Ende.

Ihre Erlebnisse schrieb Heidi Marks schließlich in ihrem Buch „Als der Mann kam und mich mitnahm. Die Geschichte eines Missbrauchs" nieder. Ergänzt wird der autobiografische

Text von Reportagen der Journalistin Susanne Will, die den „Fall Eschenau“ aus verschiedenen Blickwinkeln betrachten und dabei sehr deutlich aufzeigen, welche gruppendynamischen Entwicklungen sexueller Missbrauch mit sich bringt.

Jahrzentelang hatte Heidi Marks über die Vorfälle geschwiegen, bis sie anlässlich ihres eigenen 50. Geburtstages nach Eschenau kam und dabei erfuhr, dass auch andere Mädchen aus dem Dorf von den gleichen beiden Männern - Siegfried W. und Alfred G. - missbraucht worden waren:

Irmgard M. wurde im Alter von 14 Jahren von dem damals 19-jährigen Bauernsohn Siegfried W. vergewaltigt. Als Irmgard ihrer Mutter davon erzählte, wurde sie von dieser aufgefordert über den Vorfall zu schweigen. Die Witwe hatte Angst, mit ihren sieben Kindern wegen des Geredes Eschenau verlassen zu müssen.

Zwei Jahre später wurde Irmgards jüngere Schwester von einem Exhibitionisten im Wald erschreckt, vermutlich vom damals 28-jährigen Alfred G. Dieser vergriff sich drei Jahre später an Irmgards Nichte Beate. Alfred G. bot sich an, das Mädchen nach einem Kinderfest nach Hause zu bringen. „Unterwegs hielt er auf einem Waldweg an, zog der Siebenjährigen das Höschen aus, entblößte sich selbst und versuchte, das sich wehrende Kind zu penetrieren. Als er befürchtete, entdeckt zu werden, ließ er von Beate ab, aber ein halbes Jahr später versuchte er erneut, sie zu vergewaltigen, diesmal in seinem Gartenhäuschen.“ Erst zwei Jahre später vertraute sich Beate ihrem älteren Bruder an, der daraufhin sofort die Eltern alarmierte. Diese wandten sich an die mit ihnen befreundete Ehefrau Alfreds, die versprach, dass ihr Mann eine Therapie machen werde. „Aus Mitleid verzichteten Beates Eltern auf eine Anzeige gegen den Familienvater, dessen Ehefrau als Tagesmutter in Eschenau tätig war(!).“

Irmgard selbst erstattete 33 Jahre nach dem Vorfall Anzeige, jedoch ohne Erfolg. Der Fall galt als verjährt, weitere Untersuchungen wurden nicht unternommen - bis Heidi Marks davon erfuhr. Angetrieben von der Erkenntnis, nicht das einzige Opfer der beiden Männer gewesen zu sein, brach sie ihr Schweigen und ging ebenfalls zur Polizei.

„Mit ihrer Aussage trat Heidi Marks eine Lawine los. Während sie und ihr Ehemann bereits wieder in Fort Wayne waren, ermittelte die Polizei und stieß auf weitere Anschuldigungen gegen die beiden Männer. In Eschenau kursierten Gerüchte. ‚Die Amerikanerin' habe einen Stein ins Rollen gebracht, hieß es, aber zunächst wusste man nicht, ob andere Frauen ähnliche Beschuldigungen erhoben hatten." Jedoch verfestigten sich zunehmend die Positionen gegen Heidi Marks, schließlich wurden sogar ihre Familienangehörigen von anderen Dorfbewohnern beschimpft und bedroht. Besorgt um ihre Familie flog Heidi Marks abermals nach Deutschland.

Genau am Tag ihrer Ankunft wurde Siegfried W. in einer Scheune tot aufgefunden. Er hatte sich erhängt. „Der Dreiundfünfzigjährige, dem klar gewesen sein musste, dass die Vorwürfe gegen ihn wegen Verjährung gerichtlich nicht hätten geklärt werden können, hinterließ einen Abschiedsbrief, in dem es hieß: ‚Die Familien und ihre Helfershelfer werden mit ihren Anschuldigungen und Lügen nicht aufhören. Und ich werde nicht büßen für Dinge, die ich nicht getan habe.'" Auch der andere Beschuldigte, Alfred G., spielte mit Selbstmordgedanken, konnte jedoch davon abgehalten werden. Wenige Tage später wurde er festgenommen.

Der Groll und die Wut der meisten Eschenauer richtete sich aber weiterhin gegen Heidi Marks. Die Medien waren mittlerweile auf den Fall aufmerksam geworden und berichteten bundesweit darüber. „Rufmord und Nestbeschmutzung warfen die Bürger Heidi Marks deshalb vor. Von Reportern erfuhr sie, was zornige Dorfbewohner über sie redeten. ‚Die wird schon ihren Busen rausgehängt haben', hieß es beispielsweise in einem Leserbrief an eine Lokalzeitung." Als sich Drohungen sogar speziell auf ihre eigene Person richteten, floh Heidi Marks zum zweiten Mal aus ihrem Heimatort. In einem Fernsehinterview betonte sie, dass es ihr nicht um Rache gehe. „Ich will nicht mehr schweigen müssen, über das, was mir angetan wurde", sagte sie. „Ich will verhindern, dass Ähnliches anderen Mädchen und Frauen angetan wird."

Als sich Alfred G. vor dem Landgericht verantworten musste, wurde auch Heidi Marks - obwohl ihre Vorwürfe bereits als verjährt galten - als Zeugin geladen. „Der Frau, die jahrzehntelang unter Depressionen und Panikattacken gelitten hatte, war es wichtig, dem Angeklagten gegenüberzutreten und sich selbst zu beweisen, dass er keine Macht mehr über sie ausüben konnte." Wenige Minuten bevor sie in den Gerichtssaal gerufen wurde, wurde ihr ein Schriftstück überreicht: Auf Wunsch der Witwe solle sie auf Aussagen gegen den verstorbenen Siegfried W. verzichten und eine entsprechende Unterlassungserklärung unterschreiben. „Das tat sie jedoch nicht. Als der Verteidiger Jörg H. während der Vernehmung von Heidi Marks behauptete, ihm sei zu Ohren gekommen, dass sie es ‚ganz wild getrieben' habe, fragte sie rhetorisch zurück: ‚Mit vier Jahren?'"[1]

Alfred G. wurde schließlich wegen zwei versuchten Vergewaltigungen an der damals siebenjährigen Beate und sexuellen Missbrauchs von zwei weiteren Mädchen zu viereinhalb Jahren Haft verurteilt. Obwohl hiermit die Schuld Alfred G.s vonseiten des Gerichts bestätigt wurde, gingen in Eschenau die Attacken gegen Irmgard M. und die Angehörigen von Heidi Marks weiter. Weil sie die Anfeindungen nicht mehr ertrug, verließ schließlich auch Heidi Marks jüngste Schwester Eschenau. Auch in weiterer Folge gab es immer wieder Stimmen, die vor allem die Vorwürfe gegen Siegfried W. als haltlos erklärten und dessen Hinterbliebenen als „die eigentlichen Opfer“ darstellten.

1.2 Jills Erlebnisse

Johnson/VanVonderen führen ein sehr berührendes und erschütterndes Beispiel dafür an, wie Menschen völlig unerwartet und wehrlos zu Opfern werden und wie schlecht ihre Umgebung damit umgeht: Sie beschreiben in ihrem Buch „The Subtle Power of Spiritual Abuse“ den dramatischen Fall eines sexuellen Missbrauchs, der in der Folge aufgrund eines „geistlichen Missbrauchs“ durch die Leiter einer religiösen Gemeinde überlagert und verstärkt wurde. Fünf Jahre nach dem Missbrauch schrieb die Mutter des Opfers folgenden Brief:

„Meine Tochter wurde durch einen Mitarbeiter der Kirche missbraucht, als sie 13 Jahre alt war. Mein Mann wollte ihn damit konfrontieren. Mein Mann und ich gingen zu einem Leiter der Kirche, um Unterstützung und Wegweisung zu bekommen. Wir wollten, dass er den Täter mit uns gemeinsam konfrontiert, aber das geschah nicht. Stattdessen wurde auch die Frau des Leiters hinzugezogen und in der Folge auch seine Kinder und andere Leiter sowie deren Familien, ja die ganze Kirche. Sie begannen unseren Schmerz zu analysieren, zu diagnostizieren und zu diskutieren. Unser Schmerz wurde zum Tratsch unter den Mitgliedern. Nie wurden wir unterstützt oder beraten und unser Schmerz wuchs. Einer sagte: ‚Nun, eure Tochter war halt so.‘ Ein anderer meinte: ‚Es war wohl die Art, wie sie sich angezogen hat‘ und ein Dritter sagte: ‚Sie hat darum gebettelt!‘ Unter diesem Schmerz sind wir fast zusammengebrochen. Gott, hilf mir!

Es tut so weh. Der Schmerz meiner Tochter ist so groß. Mein Gott, warum ist da niemand, der meine Tochter und meine Kinder liebt? Können sie nicht sehen, wie zerstört wir sind? Wissen sie es nicht? Verstehen sie es nicht? Es war nicht ihre Schuld. Wie kann jemand auf die Idee kommen und ihr sagen, es wäre ihre Schuld gewesen? Können sie nicht sehen? Ich leide, sie leidet. Sie ist verwirrt, ich bin verwirrt ... und in der Kirche läuft es einfach weiter.

Er hat sie missbraucht! Er hat ihren Selbstwert zerstört. Er hat dafür gesorgt, dass sie sich schmutzig vorkommt und unansehnlich und gedemütigt und wertlos als Mensch. Und da ist immer noch mehr Schmerz.

Sie haben ihn gefeuert und man hat ihr gesagt, sie sei daran schuld! Man hat mir gesagt, dass sie daran schuld sei. Aber sie war doch nur offen und ehrlich, indem sie darüber gesprochen hat ... und in der Kirche läuft es einfach weiter.

Ich bin dabei gewesen, als sie versuchte darüber hinwegzukommen. Ich habe versucht, sie zu ermutigen! Ich habe beobachtet, als sie darum gekämpft hat, einfach als Mensch in ihrem Schmerz akzeptiert zu werden. Ich habe gesehen, wie die Diskussionen, das Analysieren und das Diagnostizieren gelaufen sind. Ich hab gesehen, wie der Tratsch das Leben dieses Teenagers völlig eingesponnen hat. Ich habe miterlebt, wie meine Tochter langsam anfing zu glauben, dass es ihre Schuld war. Ich habe erlebt, wie sie mit diesem unglaublichen Maß des Schmerzes fertig werden wollte, indem sie versucht hat, sich das Leben zu nehmen. Ich habe auch gesehen, wie ihre Schwester immer verwirrter wurde. Ich habe gesehen, wie ihre Schwester abgelehnt wurde. Ich habe gesehen, wie meine beiden Kinder abgelehnt wurden und abgelehnt und abgelehnt und abgelehnt ... Gott, hilf mir. Hilf ihnen. Hilf der Kirche. Nimm diesen Schmerz von uns!

Ich bin aus mir herausgegangen und habe versucht, über meinen Schmerz zu sprechen, über die ganze Situation. Einer sagte: ‚Ich möchte nicht darüber sprechen, ich möchte da nicht involviert werden.' Ein anderer sagte: ‚Du musst vergeben und vergessen.' Wieder ein anderer sagte: ‚Du hast mit deiner Tochter einfach nicht genug Zeit verbracht, sonst hätte so etwas nie passieren können.'

Aber ich verstehe nicht, Herr! Der Schmerz ist so überwältigend ... hört mich denn niemand?

Fünf Jahre später leidet Jill immer noch an der Ablehnung durch ihre Kirche. Ihre Schwester hat diese Ablehnung auch selbst erfahren, den Tratsch, die Bloßstellung und den Schmerz. Wir haben 3.000 Dollar für Seelsorge und Medikamente direkt in diesem Zusammenhang ausgegeben. Sie hat mittlerweile akzeptiert, dass die Kirche glaubt, dass sie böse und schuld ist.

Und der Schmerz geht weiter ... und in der Kirche läuft es einfach weiter ..."[2]

2 Sexueller Missbrauch – was ist das eigentlich?

Sollten Sie dieses Buch gekauft haben, weil der Verdacht besteht, dass es in Ihrer Einrichtung zu sexuellem Missbrauch gekommen ist, dann stehen Sie vor einer folgenschweren Entscheidung, an der kein Weg vorbeiführt: War es nun sexueller Missbrauch oder nicht?

Die Antwort hierzu können Sie nicht selbst finden. Versuchen Sie es gar nicht, Sie können nur scheitern. Auch wenn es in Ihrer Einrichtung Experten zum Thema Missbrauch gibt, auch wenn es Mitglieder mit einschlägiger Ausbildung gibt, hüten Sie sich davor, sie mit dieser Entscheidung zu betrauen. Ihnen allen fehlt die nötige Distanz und Unabhängigkeit. Ausschließlich erfahrene, unabhängige, externe Experten sind in der Lage, Ihnen hierbei helfen zu können.

Doch auch wenn es unabdingbar ist, dass externe Experten darüber befinden, ob es sich in einem konkreten Fall um Missbrauch handelt, sollten Sie dennoch selbst ein Gespür dafür entwickeln, was als Missbrauch verstanden wird. Nur so werden Sie in der Lage sein, auf Hinweise richtig zu reagieren. Erst ein Grundverständnis für diese Thematik wird Sie motivieren, sich für die Verhinderung von sexueller Gewalt einzusetzen. Erst ein solches Grundverständnis wird Sie auch in die Lage versetzen, im Falle des Falles die schwerwiegende Entscheidung zu treffen, die üblichen Wege der Aufarbeitung von Krisen in der Organisation zu verlassen und sich externer Hilfe zu versichern.

2.1 Was in diesem Buch unter sexuellem Missbrauch verstanden wird

Was ist sexueller Missbrauch überhaupt? - „Unter sexuellem Missbrauch versteht man die Nötigung zu einem sexuellen Verhalten unter Ausnützung eines Autoritäts- bzw. Abhängigkeitsverhältnisses oder der Unfähigkeit einer abhängigen, unreifen Person, eine abgewogene Zustimmung zu geben.“[1] Diese Definition umfasst drei wesentliche Punkte von Missbrauch.

Erstens: Sexueller Missbrauch ist Nötigung und somit immer ein Gewaltdelikt. Nicht jeder Missbrauchstäter ist ein Schwerverbrecher, manche sehr wohl. Hier gilt es, ein weites Spektrum von roher körperlicher Gewalt bis hin zu oft sehr versteckt ausgeführter psychischer Beeinflussung zu erkennen. Immer aber zielt die Gewalt darauf ab, dem Opfer die Möglichkeit zu einer selbstbestimmten Zustimmung oder Ablehnung zu rauben und es zu beherrschen.

Hiermit ist der zweite Punkt schon angesprochen: Bei sexuellem Missbrauch geht es primär um Macht. Auch aus diesem Grund ist sexueller Missbrauch meistens ein Gewaltdelikt (und kein Sexualdelikt[2]). Dem Täter geht es darum, sich überlegen zu fühlen, einen anderen zu demütigen, Wut abzulassen oder die eigene Männlichkeit zu beweisen - und das mit dem Mittel der Sexualität. Sexueller Missbrauch ist somit die tiefste Form des Machtmissbrauchs und geschieht immer unter Ausnutzung eines Autoritäts-, Macht- oder Abhängigkeitsverhältnisses. Dieses Abhängigkeitsverhältnis kann mitunter eindeutig sichtbar sein: Lehrer/Schüler, Trainer/Sportler, Pfarrer/Pfarrmitglied usw. Es kann in einem Alters- und Reifeunterschied liegen. Es kann aber auch versteckter und damit schwerer erkennbar sein: Macht hat etwa auch jemand, der zwar nicht selbst Leiter ist, aber großen Einfluss auf die Leitung hat, oder einer, dessen Sozialprestige in der Gruppe sehr hoch ist. Auch durch jemanden, der aufgrund seines Berufes oder seines Vermögens „attraktiv“ ist, kann ein solches Abhängigkeitsverhältnis entstehen. Immer wird der Täter das Gefälle zwischen dem, was er ist und hat, und dem, was das Opfer nicht ist und hat, ausnutzen, um die Freiheit des Opfers zu zerstören. Da hierbei ein Teil immer wesentlich stärker ist als der andere, wird eine solche Konstellation auch „asymmetrische Beziehung“ genannt. Zum Missbrauch wird diese Beziehung, wenn ein Täter eine solche Asymmetrie für die eigenen Zwecke ausnutzt.

Diese Asymmetrie führt zum dritten Punkt: Was es bei sexuellem Missbrauch nie gibt, nie geben kann, ist eine freie Zustimmung des Opfers, selbst wenn dies auf Außenstehende zuweilen so wirken mag. Das Opfer ist immer in einem Netz der Nötigung gefangen, das ein freies Ja oder Nein zur Sexualität verhindert und das ein Reden über das Vorgefallene mit Dritten schwer bis unmöglich macht.

> Fallbeispiel:
> „Ein Lehrer missbraucht während des Unterrichts unbemerkt von den anderen Kindern Mädchen der 2. Klasse. Er nimmt die Kinder auf den Schoß und berührt mit seiner Hand den Genitalbereich der Mädchen. Das Pult dient ihm als Sichtschutz, so dass die anderen Mädchen und Jungen die sexuelle Ausbeutung nicht beobachten können.“[3]

Was umfasst sexueller Missbrauch? - Sexueller Missbrauch umfasst von der Vergewaltigung über unterschiedliche sexuelle Handlungen bis zur Zurschaustellung sexueller Akte ein weites Spektrum.[4] Aber nicht nur direkte sexuelle Handlungen sind Missbrauch. Sexistische Anspielungen und Ausdrucksweisen sind ebenso übergriffig wie anzügliche Bemerkungen oder voyeuristische Befragungen im Rahmen von Seelsorge oder Therapie.[5] Wenn der Schweregrad hierbei auch unterschiedlich ist - es muss stets die Wirkung auf das Opfer Maßstab der Bewertung sein. Denn sexueller Missbrauch „ist ein Angriff auf die Persönlichkeit und Gesundheit der Betroffenen."[6]

In diesem Buch wird von keiner strafrechtlichen, sondern von einer sozial- und psychotherapeutischen Missbrauchsdefinition ausgegangen. Die Verführung einer erwachsenen Angestellten durch ihren Vorgesetzten unter Ausnutzung des bestehenden Machtverhältnisses ist eindeutig als Missbrauch zu qualifizieren, dennoch ist dieses Vorgehen nicht strafbar. Im Abschnitt „Strafbare Handlungen gegen die sexuelle Integrität und Selbstbestimmung" des Österreichischen Strafgesetzbuchs sind nur bestimmte Dimensionen von Missbrauch erfasst.[7] Könnte bei oben genanntem Beispiel etwa nachgewiesen werden, dass die Frau zu dieser Handlung genötigt wurde und dass Gewalt oder Drohung mit im Spiel waren, dann wäre die Sachlage rechtlich anders. Es würde dann einen Täter geben und dieser müsste bestraft werden. Jedoch zu meinen, dass nur jene Handlungen Missbrauch seien, die auch juristisch unter Strafe gestellt werden, greift eindeutig zu kurz.

Sie sehen, wie schwer es sein kann, sexuellen Missbrauch zu erkennen - gerade dann, wenn das Abhängigkeitsverhältnis nicht so deutlich sichtbar ist, wenn die Form der Nötigung und ausgeübten Gewalt subtile psychische Formen annimmt, gerade dann, wenn es ein ausgeprägtes Missbrauchsfolgeverhalten gibt. Ein externes Expertengutachten ist daher unbedingt notwendig.

2.2 Was ist sexuelles Fehlverhalten?

Sexualität ist Teil des Menschseins. Kulturen, Gesellschaften bzw. Organisationen unterscheiden dabei zwischen legitimem und illegitimem Sexualverhalten. In modernen Rechtsordnungen wird geregelt, welche Formen von sexuellem Verhalten illegitim sind. Dennoch gehen die Lebensordnungen, Satzungen, Regeln, Verfassungen und Handlungsanleitungen von Organisationen - so auch das Kirchenrecht und der Katechismus der Katholischen Kirche - aus einer moralischen Perspektive heraus teilweise deutlich über die Grenzen des Strafrechts hinaus. Sie werten ein bestimmtes Verhalten als Fehlverhalten, selbst wenn dieses strafrechtlich gesehen unbeachtlich sein sollte. So wird z. B. der Ehebruch oder der Bruch des Zölibatsgelübdes zwar durch das Kirchenrecht der römisch katholischen Kirche (Codex Iuris Canonici) verurteilt, dennoch ist dies - sofern nicht bestimmte Tatbestände des Strafgesetzbuchs erfüllt sind - aus Sicht der Republik Österreich nicht strafbar und kein Thema für den Staatsanwalt. Ein solches „sexuelles Fehlverhalten" muss aber noch lang kein sexueller Missbrauch sein.

Abhängig von den moralischen Überzeugungen der Einrichtung wird also das, was deren Mitglieder im Bereich der Sexualität (im weitesten Sinn) als normal, akzeptabel oder als nicht mehr tolerierbar ansehen, sehr unterschiedlich sein. Denn so verschieden einzelne Organisationen sind, so verschieden ist auch die jeweilige Kultur des Umgangs miteinander. So können Mitglieder einer Einrichtung einen freundlichen, aber distanzierten und sachlichen Kontakt pflegen, während in anderen Organisationen das Verhältnis viel freundschaftlicher und enger sein kann.

In diesem Sinn wird deutlich, dass es schwierig ist, die Grenzen auszumachen, wann ein Verhalten normal und üblich ist, ab wann es für eine Person unangenehm und „komisch“ wird, oder aber auch ab wann das Verhalten einer oder mehrerer Personen mit den (festgeschriebenen oder auch unausgesprochenen) Wertvorstellungen und Maßstäben einer Organisation nicht mehr vereinbar ist. Letzteres umfasst auch jenen Bereich, der hier mit „sexuellem Fehlverhalten“ gemeint ist.

So kann in einer (christlich orientierten) Gemeinschaft, in der das eheliche Miteinander einen hohen Stellenwert besitzt, ein Ehebruch als „sexuelles Fehlverhalten“ gelten. Angenommen, in einer solchen Organisation wird aufgedeckt, dass ein verheirateter Mann eine „Affäre“ mit einer erwachsenen Frau hat, und es gibt Hinweise darauf, dass es sich um Missbrauch gehandelt hat. Dann stellt sich zuerst eine ganz wesentliche Frage: War es nun tatsächlich Missbrauch oder war es sexuelles Fehlverhalten mit beiderseitigem Einverständnis?

Die richtige Antwort hierauf zu finden ist wesentlich schwieriger, als es auf den ersten Blick scheint. Alle Verhaltensweisen und Reaktionen auf sexuellen Missbrauch sind derart komplex und von so vielen Faktoren abhängig, dass von einem bestimmten Verhalten selten in gerader Linie auf eine bestimmte Antwort geschlossen werden kann. Außerdem gibt es bei sexuellen Kontakten selten Zeugen, entsprechend schwierig ist die Aufklärung der gegebenenfalls geäußerten Vorwürfe.[8] Zusätzlich sind die Grenzen zwischen üblicher Nähe und Fehlverhalten bzw. zwischen Fehlverhalten und Missbrauch fließend und können oft nur schwer ausgemacht werden. Jedoch ist diese Grundentscheidung, ob eine Tat nun sexuelles Fehlverhalten oder sexueller Missbrauch ist, von eminenter Wichtigkeit. Denn je nachdem, wie diese Frage beantwortet wird, ist völlig unterschiedlich vorzugehen.

Damit sind wir wieder bei unserer Anfangsaussage angelangt: Nur externe Experten haben das nötige Fachwissen, die nötige Erfahrung und Distanz zum Geschehenen sowie zu den beteiligten Personen, um diese Frage beantworten zu können. Holen Sie sich für diese Entscheidung externe Hilfe - besser einmal zu oft als einmal zu wenig!

- Sexueller Missbrauch ist äußerst schwer zu erkennen.
- Bei sexuellem Missbrauch gibt es nach der hier gewählten Definition drei wesentliche Punkte: Es ist immer (physische und psychische) Gewalt im Spiel, dem Täter geht es um Machtausübung, es gibt keine freie Zustimmung des Opfers.
- Die Entscheidung, ob es sich um sexuelles Fehlverhalten oder um sexuellen Missbrauch handelt, ist unabdingbar, da je nachdem unterschiedlich vorgegangen werden muss.
- Legen Sie diese Entscheidung unbedingt in die Hände externer Experten.

3 Täter und ihre Methoden verstehen

In Ihrer Einrichtung ist es zu sexuellem Missbrauch gekommen. Mithilfe externer, unabhängiger Experten konnten Sie hinreichend deutlich klären, dass es sich um Missbrauch und nicht um Fehlverhalten handelt.

Sie sind in Ihrer Einrichtung nun damit konfrontiert, dass es einen Täter[1] gibt. Einen Täter, den Sie vermutlich lange und gut kennen, dem Sie vertraut haben, der Mitverantwortung getragen hat, der mit vielen, vielleicht auch mit Ihnen seit Jahren befreundet ist.

Wir halten es für sehr wahrscheinlich, dass die Aufdeckung des Missbrauchs Sie zutiefst getroffen hat, dass Sie massiv überrumpelt sind. Nie hätten Sie sich vorstellen können, dass ausgerechnet dieser (vielleicht sogar sehr charmante, beliebte) Mensch eines Missbrauchs fähig wäre. Damit sind Sie nicht allein - in den meisten Fällen sind Täter jene Menschen, denen man eine solche Tat am wenigsten zugetraut hätte.

Zum Täterbegriff:
Menschen werden aus sehr unterschiedlichen Gründen und auf sehr verschiedene Weise zu Tätern. Jeder Täter hat ein einzigartiges Profil, es gibt also keine einheitliche Täterpersönlichkeit. Es lassen sich jedoch unterschiedliche Tätertypen definieren.[2] Zum Missbrauchstäter wird allerdings jemand nur aufgrund einer vollzogenen Missbrauchshandlung, nicht aufgrund von verborgenen Zuständen, Fantasien oder Interessen.[3] Allen Tätern gemeinsam ist auch, dass sie im Grunde selbst verletzte Menschen sind, die entsprechende Hilfe brauchen.

3.1 Missbrauchstäter sind furchtbar normal

Missbrauchstäter sind keine Monster - im Gegenteil![4] Aufgrund von Medienberichten, aber auch aufgrund ihrer Darstellung in Horrorfilmen und Psychothrillern wollen wir nur allzu gerne glauben, dass Missbrauchstäter „(gestörte) Monster“ wären.

Täter sind jedoch zumeist Menschen, denen man Missbrauch nie zugetraut hätte. Wer aussieht wie ein Monster oder sich so benimmt, findet wenig Gelegenheit zum Missbrauch. Ihm gegenüber sind ja alle alarmiert und wachsam. Den netten Onkeln aber und den charmanten Typen wird vertraut. Ihnen gegenüber ist man naiv und vertrauensselig. Seien Sie nicht überrascht, wenn der Missbrauchstäter, der in Ihrer Einrichtung enttarnt wurde, „furchtbar normal“[5] ist.

Täter haben zwei Gesichter, sie haben eine schöne, anziehende Seite und eine furchtbare. Seien Sie sicher: Sie kennen nur die schöne Seite, Sie sehen nur den guten Vater, Onkel, Bruder, den einfühlsamen Seelsorger oder Freund.[6] „Die schlimmsten Täter können Engelsgesichter haben.“[7] Es sind meist allein die Opfer, die die gewalttätige oder missbrauchende Seite einer Bezugsperson sehen und zu spüren bekommen.

Täter leben in einem Zustand permanenten Leugnens, sie müssen sowohl ihre Neigung zum Missbrauch als auch die damit verbundenen Taten unablässig verstecken und verbergen. Dadurch kann eine „dunkle Seite der Persönlichkeit“ entstehen, die sich im Lauf der Zeit derart vom alltäglichen Leben abhebt, „dass totales Leugnen zur Gewohnheit wird, und die eine Seite der Persönlichkeit nichts mehr mit der anderen zu tun zu haben scheint.“[8]

Deswegen fällt es vielen so schwer, den erwiesenen Missbrauch zu glauben. Ist der Täter ein Normalbürger, ein Bekannter, ein Verwandter, ein guter Freund, dann wird allzu leicht gefolgert: Das kann nicht stimmen, der ist ja kein Monster, es muss ein Irrtum sein, der kann kein Missbrauchstäter sein.

Fallbeispiel:
Im Jänner 2010 wurde der ehemalige Leiter der schwedischen Polizeiakademie und Polizeichef in Uppsala verhaftet.
Er galt bis dahin als „Prototyp des ‚guten Cop'. Er war der Vorzeigepolizist, gab sich als Frauenversteher und hielt Vorträge übers ‚Gewicht von Ethik und Moral, privat und im Arbeitsleben'". Er kämpfte gegen Frauenhandel und Missbrauch und engagierte sich für Missbrauchsopfer.
Nach monatelanger Überwachung wurde er verhaftet. „Die Ermittler werfen ihm vor, an einem Zuhälterring beteiligt gewesen zu sein, der junge Frauen zu erniedrigenden Formen von Sex missbrauchte." Der mit der Causa befasste Polizeipsychologe sieht im Engagement des mutmaßlichen Täters für Frauenanliegen allerdings nicht unbedingt Heuchelei: „Es sei häufig, dass Täter ihre dunklen Seiten verdecken wollten, indem sie sich für eine gute Sache einsetzten."[9]

Glauben und trauen Sie den Experten in ihrem Urteil. Diese sind ausgebildet und mit genug Erfahrung ausgestattet, Missbrauch erkennen und aufdecken zu können. Hüten Sie sich vor Zweifel am Expertenurteil, nur weil der Täter nicht in Ihre Vorstellungen eines Missbrauchstäters passt.

3.2 Der Missbrauchszyklus aus Tätersicht

Aus der Behandlung von Missbrauchstätern und umfassenden Analysen von Missbrauchsdelikten weiß man, dass sexueller Missbrauch häufig nach dem gleichen Grundmuster abläuft. Über alle Unterschiede einzelner Fälle hinweg gibt es also eine gemeinsame Grunddynamik: einen sogenannten Missbrauchszyklus.

Dieser Zyklus zeigt deutlich, dass sexueller Missbrauch niemals zufällig geschieht, weil „es" einen Täter überkommen wäre. Sexueller Missbrauch ist immer geplant, er wird oft akribisch und penibel vorbereitet. Sexueller Missbrauch geschieht nie einfach so spontan. Der Täter schlägt erst zu, wenn das Opfer in seinem System der Abhängigkeit gefangen ist, und wenn die Wahrscheinlichkeit, damit lange durchzukommen, für ihn ausreichend hoch erscheint.[10]

Wie lang dieser Zyklus dauert, ist unterschiedlich. Er kann sich über Monate ziehen, es kann aber auch sein, dass der Täter einige Schritte überspringt oder in wenigen Minuten alle Stadien durchfliegt.[11]

Hier soll nun der Missbrauchszyklus aus der Perspektive des Täters genauer betrachtet werden. Was muss man am Missbrauchszyklus verstanden haben, um den Täter in seinem Tun begreifen zu können?[12] Der Missbrauchszyklus entspricht einem allgemeinen Abhängigkeitszyklus, wie er auch bei anderem Suchtverhalten auftritt (z. B. bei Alkohol- oder Drogensucht). Daher gilt auch hier: Selbst wenn der Anfang relativ harmlos sein kann, sobald der Täter in den Zyklus eingestiegen ist, wird er die Dosis sukzessive erhöhen müssen, um seine Bedürfnisse stillen zu können.

In ihrem Buch mit dem Titel „Maintaining Change" thematisiert die englische Pionierin im Bereich der Täterforschung, Hilary Eldridge, die Frage, wie Missbrauchstäter aus ihren Tatmustern und der Versuchung des immer wiederkehrenden Wunsches, sich durch weiteren Missbrauch Befriedigung zu verschaffen, aussteigen können.

Diesem therapeutischen Ansatz liegt die Beobachtung der Täterforschung zu Grunde, dass es sich bei Missbrauch in den meisten Fällen um eine Art zyklischen Suchtverhaltens handelt.[13] Die meisten Täter handeln also nach einem bestimmten Missbrauchszyklus, nach bestimmten Gedankens- und Verhaltensmustern.

Eldridge tritt mit ihrem Ansatz den Ausflüchten vieler Täter entgegen, es hätte sich ja in ihrem Fall nur um einen einmaligen Ausrutscher gehandelt und so etwas würde nicht wieder vorkommen. Sie widerspricht damit auch der Hoffnung vieler Täter, dass sie es schaffen könnten, einfach so, von einem Augenblick auf den nächsten, ihr Verhalten grundlegend zu ändern. Sie geht davon aus, dass es für Täter notwendig ist, sich selbst gründlich kennen zu lernen und Schritte zu setzen, ihr Verhalten sukzessive zu verändern, um aus diesem Zyklus aussteigen zu können.

Diese Erkenntnis ist nicht nur für eine erfolgreiche Tätertherapie bedeutend, sondern sie trägt auch wesentlich dazu bei, Täter und ihr Verhalten zu verstehen und gleichzeitig ihre Rechtfertigungs- und Entschuldigungsmuster richtig einordnen zu können.

Die Österreichische Bischofskonferenz hat in ihrem Positionspapier zu sexuellem Missbrauch auf den Missbrauchszyklus von Hilary Eldridge Bezug genommen und diesen grafisch aufbereitet.

Grafische Darstellung des Missbrauchszyklus

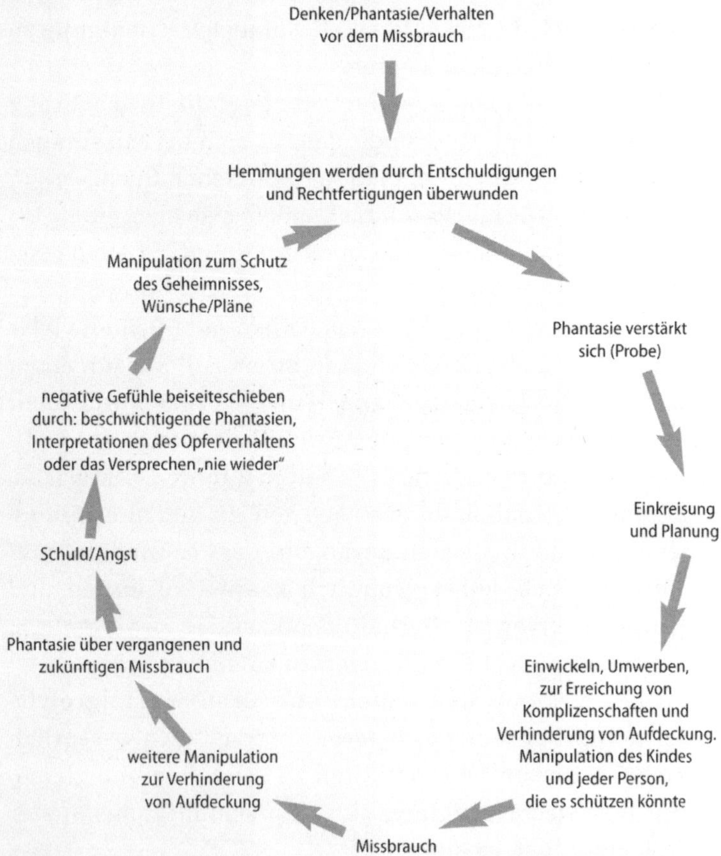

Quelle: Erzdiözese Wien, 2010: S. 16.

a. Missbrauch findet zuerst im Kopf statt

Jeder Missbrauch beginnt im Kopf des späteren Täters. Den Weg der Vorbereitung sowie den späteren Missbrauch selbst spielt der Täter in seiner Fantasie, in seinen Gedanken, in Tagträumen durch. In Kombination mit Selbstbefriedigung werden diese Fantasien mit dem Erleben sexueller Lust in Verbindung gebracht. Immer konkreter werden die Fantasien durchlebt.

Aus der Rekonstruktion von Täterstrategien ist der „Beginn im Kopf" eindeutig belegt und nachgewiesen. Von daher ist es äußerst unglaubwürdig, dass der Missbrauch „einfach passiert" ist oder ein „Ausrutscher" war, wie Täter oft nach der Aufdeckung weismachen wollen.[14]

> Fallbeispiel:
> „Der 58-Jährige hatte die zum Zeitpunkt der Tat 17 Jahre alte Schülerin von ihrer Geburt an gekannt. Sie ist die Tochter eines langjährigen Freundes. Dieser hatte den Lehrer ersucht, das Mädchen auf eine Nachprüfung in Latein vorzubereiten. Die erste Nachhilfestunde beraumte er im FKK-Gelände auf der Donauinsel an. Als es einmal regnete, verlegte er die Nachhilfestunde in sein Haus. Dort legte er sich mit dem Mädchen in die Badewanne, um - wie er vor Gericht sagte - zwei Stunden Latein zu lernen. Im Anschluss legte er sich mit ihr ‚zum Auskühlen' hin. Dabei sei es dann passiert. Er habe sich von der Schülerin befriedigen lassen."[15]

b. Täter suchen ihre Opfer gezielt aus

In dieser Phase erfolgt die Festlegung auf einen bestimmten Typus als Opfer: Geschlecht, Alter, Körperbau, Haarfarbe, Aussehen werden konkret und immer detaillierter fixiert.

Sobald der Opfertypus allgemein feststeht, beginnt die Suche nach Menschen, die diesem Typus entsprechen.

Immer noch spielt sich alles ausschließlich im Kopf des Täters ab, jedoch beziehen sich die Fantasien und Tagträume zunehmend auf potenzielle Opfer: Die sexuelle Lustbefriedigung wird nun nicht mehr mit einem Typus durchlebt, sondern ganz konkret mit Peter, Sabine oder Carmen.

Danach testet der Täter die gewählte Person gezielt und systematisch auf ihre „Missbrauchbarkeit": Passt er oder sie zu den sexuellen Fantasien und Vorlieben? Besteht ein ausreichend großes Autoritäts- und Machtgefälle? Wird sich das jeweilige Opfer manipulieren und unterdrücken lassen? Können Chancen für einen Missbrauch ohne besondere Mühe oder Unsicherheiten herbeigeführt werden? Wie blind ist das Umfeld in Bezug auf Anzeichen für Missbrauch? Wie hoch ist das Risiko, dass der Missbrauch durch das Opfer oder das Umfeld aufgedeckt werden könnte? Kann neben dem Opfer auch das Umfeld ausreichend manipuliert werden?

> Fallbeispiel:
> „Träumend steht Lukas, 36, an einem warmen Frühlingstag vor den Schaukeln auf dem Kinderspielplatz im Volkspark Mainz und versucht, kleinen Mädchen zwischen die Beine zu schauen. Er fixiert ein etwa sieben oder acht Jahre altes Mädchen. Das zierliche Kind hat lange, dunkle Haare. Lukas lächelt vor sich hin, wie er es eigentlich ständig tut, und sagt bedauernd: ‚Die sieht aus wie meine Perserin, die hab ich kennengelernt, als sie acht war, jetzt ist sie aber schon elf Jahre.'"[16]

Oft werden potenzielle Opfer über lange Zeit beobachtet und überprüft, werden die obigen Fragen abgewogen. Irgendwann wird dann die Schwelle der Gedanken und der Fantasie überschritten und es kommt von einem vergleichsweise „harmlosen“ Fantasieren zu einem entschiedenen Wollen. Dr. Lieselotte Türkmen-Barta beschrieb diese Entwicklung bei einem Vortrag 2003 in Linz folgendermaßen: „Der Beginn kann ‚harmlos‘ sein, er kann sich z. B. durch zufällige Gedanken oder eine Koppelung von Begegnungen mit Kindern und einer aufkommenden Erregung ergeben. Manchmal kommt es dann zu Fantasien, die zur Onanie führen und durch die Lustgefühle beim Orgasmus verstärkt und fixiert werden. Der entscheidende Schritt ist dann der Sprung von der Fantasie in die Realität.“[17] Damit beginnt die Phase des „Groomings“.

c. Grooming – das Einkreisen des Opfers

Der Begriff „Grooming“ kommt aus dem Englischen und bedeutet so viel wie „kämmen“, „pflegen“ aber auch „herrichten“. Dieser Begriff wird insofern im Zusammenhang mit sexuellem Missbrauch verwendet, als dieses Vorbereiten und Umwerben des Opfers ein wesentlicher Bestandteil des Missbrauchszyklus ist.[18] Das Opfer wird also nun eingesponnen und für den Missbrauch hergerichtet. Dafür ist es zunächst notwendig, als Täter das Vertrauen des Opfers zu gewinnen. Aus diesem Grund schenkt der Täter dem Opfer besondere Zuwendung. Je nach Alter des Opfers sind die konkreten Mittel unterschiedlich, das Ziel ist jedoch immer gleich: Der Täter versucht eine tiefe, exklusive Beziehung aufzubauen.

Immer hat der Täter dem Opfer etwas Besonderes zu bieten: Geschenke, Zuwendung, Zeit, Prestige und (vorläufige) Anerkennung in der Gruppe. Jüngere Opfer (Kinder, Jugendliche) werden z. B. als Gleichaltrige behandelt, womit sie einen besonderen Status erhalten. Da der Täter das Opfer lange und gründlich beobachtet hat, weiß er über dessen unerfüllten Wünsche und Bedürfnisse Bescheid und nutzt dieses

Wissen zur Anbahnung und Vertiefung der Beziehung. Schrittweise entwickelt sich eine Abhängigkeit des Opfers.

Zusätzlich offenbaren sich Täter mit ihren persönlichen Problemen und Schwierigkeiten den Opfern und machen diese auch so zu besonderen Vertrauten. Oft geht es dabei um sehr intime Angelegenheiten. Nicht selten erzählen Täter von ihren sexuellen Problemen und erwarten dies auch von ihren Opfern. Solche intimen Geständnisse führen zu einer exklusiven Vertraulichkeit, zu gemeinsamen Geheimnissen.

Aufgrund der intensiven Zuwendung durch den Täter entsteht in der Gruppe nicht selten Eifersucht gegenüber dem Opfer. Der Täter ist in vielen Fällen beliebt, begehrt, hat etwas zu bieten, das andere auch gerne hätten. Beginnende Eifersucht wird vom Täter geschürt. Gezielt isolieren Täter nun ihre Opfer, indem sie etwa Intrigen zwischen den Opfern und deren Eltern oder Freunden säen.[19] Grooming betrifft daher nie nur die Opfer. Auch deren Angehörige und deren soziales Umfeld werden manipuliert, geblendet und auf den Missbrauch vorbereitet.

Nun kommt es zunehmend zu scheinbar zufälligen Grenzverletzungen: anzügliche Blicke, Kommentare über Kleidung, Aussehen und geschlechtliche Entwicklung, sexistische Witze und Anspielungen, „zufälliges" Anstoßen an Brust und Hüfte, als Spiel getarnte sexuelle Berührungen im Rahmen von Doktorspielen, Tobe-, Rauf- und Kitzelspielen, Liegenlassen von erotischen und pornografischen Bildern und Filmen. Mit diesen Grenzverletzungen testet der Täter die Widerstandskraft des Opfers. Sollte ein Opfer diese Grenzverletzungen ansprechen bzw. sich anderen anvertrauen, können sie leicht als Missverständnisse, Zufälle, als Spaß oder als übertriebene Empfindlichkeit des Opfers abgetan werden. Es gibt nichts Handfestes, nur ein komisches Unwohlsein.[20]

Wer sich gegen den Täter wehrt, ein „Mitmachen" entschieden ablehnt und sich damit gegen den Täter durchsetzt, der wird von diesem in der Folge meist lächerlich gemacht, ausgegrenzt oder gemobbt. Da der Täter oft über eine einflussreiche Position verfügt, entfaltet diese Ausgrenzungsstrategie eine große Wirkung und führt dazu, dass solche Opfer an den Rand gedrängt werden. Sie werden durch die gezielten Interventionen des Täters von der Umgebung als seltsam wahrgenommen. Niemand versteht, warum sie sich plötzlich zurückziehen, die Gruppe scheinbar ohne Grund verlassen, ihr geliebtes Hobby aufgeben etc.: Sie hat doch so gerne Geige gespielt, warum wirft sie nun alles einfach hin?

Dies spielt wiederum dem Täter in die Hände, der sich auf diese Weise eines unliebsamen Mitwissers seiner Handlungen elegant entledigt. Damit aber sind auch diejenigen, die sich in einem frühen Stadium gegen Übergriffe zur Wehr setzten, zumindest mittelbare Missbrauchsopfer, denn sie verlieren nicht selten ihre sozialen Kontakte, ihre Reputation oder ihre Hobbys. Aus diesem Grund werden sie auch als „Grooming-Opfer" bezeichnet (siehe Seite 71). Von diesen Menschen erfährt zumeist niemand, auch dann nicht, wenn der Täter später in anderen Fällen enttarnt wurde.

Wehren sich Opfer allerdings nicht sofort und unmissverständlich, wird dies vom Täter als Signal gewertet, mit dem Missbrauch fortfahren zu können. Dabei wird die Dosis der Grenzverletzungen kontinuierlich erhöht. Die Handlungsmacht liegt beim Täter, denn das Opfer hat in den meisten Fällen von dessen Plänen nicht nur keine Ahnung, sondern ist aufgrund der vorangegangenen Isolation auch emotional vom Täter abhängig - ist dieser doch mittlerweile eine seiner nur mehr wenigen verbliebenen Bezugspersonen. Der Verlust, den es durch einen Beziehungsabbruch mit dem Täter erleiden würde, ist evident. Diese Abhängigkeit wird vom

Täter so weit getrieben, dass das Opfer auch immer deutlichere Grenzverletzungen hinnimmt.

Jetzt ist es nur mehr eine Frage der sich bietenden Gelegenheit, dass und wann der Missbrauch vollzogen wird. Die Phase des Groomings kann über Wochen und Monate gehen und wird mit dem sexuellen Übergriff beendet, dann beginnt die eigentliche Missbrauchsphase.

d. Gezielte Verführung und Missbrauch

Nun arbeitet der Täter gezielt und strategisch daran, das Opfer sukzessive zu verführen, dessen Widerstand gegen solche Handlungen zu brechen und eine Gelegenheit für den ersten sexuellen Missbrauch zu finden. Das Opfer wird in dieser Phase zunehmend als Objekt, und nicht mehr als Mensch, betrachtet. Der Täter ist in dieser Phase also intensiv darum bemüht, alle Voraussetzungen für einen Missbrauch zu schaffen. Dabei verfügt er über ein reiches Repertoire an Handlungsmöglichkeiten, seinen Missbrauch zu planen und detailliert vorzubereiten. Diese sind für die Opfer, aber auch für deren Umfeld, nur schwer zu durchschauen.

Wann es dann zum konkreten sexuellen Übergriff kommt, ist meist dem Zufall überlassen. Eine bestimmte Stimmung, eine besondere Umgebung, ein spezielles Wort können die Auslöser sein.[21]

Immer noch spielt sich auch in dieser Phase Entscheidendes im Kopf des Täters ab. Er entwickelt ausgefeilte Begründungen für seine Tat. Verzerrtes Denken rechtfertigt sein Handeln. Der Täter versucht, sich in einer passiven Rolle zu sehen und schiebt die Verantwortung für das Geschehene dem Opfer zu: Sie hat sich nicht gewehrt, sie hat es selbst auch gewollt. Sie hat mich verführt, es ist mir passiert. Kinder haben auch ein Recht auf Sexualität. Was ich mache, fördert die sexuelle Entwicklung des Kindes, des Jugendlichen.

Hat ein Täter mit sexuellen Missbrauchshandlungen begonnen, ist es für ihn nahezu unmöglich, damit wieder aufzuhören. Der Täter befindet sich nun auf einem sogenannten „slippery slope", einem rutschigen Abhang.[22] Einmal betreten, kann auf diesem Abhang die Fahrt in die Tiefe fast nicht mehr gestoppt werden. Punkt für Punkt wird die Missbrauchskette durchschritten. Ein Prozess, der nur durch Eingreifen von außen gestoppt werden kann.

> Fallbeispiel:
> „Draußen im Freibad tummeln sich die Kinder. Hans-Jürgen ist gerüstet. Als echter ‚Pädo' hat er Spielsachen in seiner blauen Sporttasche. Tischtennisschläger und Frisbee oder Boccia-Kugeln sind obligatorisch. Schnell ergibt sich ein Kontakt: Beim Tischtennisspielen beobachtet ihn ein Junge. Hans-Jürgen raunt mir zu: ‚Lange Beine, schlank, samtige Haut, ein Traumjunge, und ohne Eltern da.' ‚Willst mitspielen?', ruft er dem Jungen zu. Der sagt prompt Ja. Schon ist ein ‚Pädo'-Kontakt entstanden, wie er meistens entsteht: scheinbar völlig beiläufig."[23]

Weil es in allen Phasen des Missbrauchszyklus die freie Zustimmung des Opfers nicht gibt, ist ein ausgeklügeltes System notwendig, das dem Opfer die Möglichkeit nimmt, den Missbrauch anzuzeigen oder sich Vertrauenspersonen zu öffnen. Mit flankierenden Maßnahmen stellt der Täter daher das Schweigen des Opfers sicher, erklärt den Missbrauch zum gemeinsamen Geheimnis und vernebelt gezielt die Wahrnehmung des Umfelds.[24] Dabei kommt es zu oft schwerwiegenden Straftaten wie Nötigung, Drohung und Gewaltausübung. Diese können sich gegen das Opfer selbst richten, sie können sich aber auch auf Menschen, Tiere oder Gegenstände beziehen, die für das Opfer von großer Bedeutung sind: „Da es sich um eine verbotene Sucht handelt, müssen immer mehr Vorkehrungen zur Verheimlichung getroffen werden [...]. Dazu gehört, dass auch dem Opfer die Last der Geheimhaltung auferlegt wird. Hier reicht die Manipulation vom Konstruieren einer Mitschuld oder sogar dem Aufbürden der alleinigen Verantwortung des Opfers (Beispiel: ,Wenn du was sagst, bringt sich die Mama um') über Bedrohung mit Trennung von der Familie (,Wenn du was sagst, kommst du ins Heim'), mit Lächerlichmachen (,Niemand wird dir glauben') bis hin zu handfesten Morddrohungen (,Ein Wort von dir und ich bring dich um')."[25] Der Täter kennt die Achillesferse seines Opfers und nutzt diese schamlos und gezielt zu seinem Vorteil aus.

3.3 Sonderfall: Missbrauch in professionellen Vertrauensbeziehungen

Täter kann es auch dort geben, wo man sie wahrscheinlich am allerwenigsten vermutet, und doch ist es gerade dort naheliegend: in (professionellen) Vertrauensbeziehungen. Es sind dies Beziehungen, die darauf aufgebaut sind, dass jemand einer anderen Person besonderes Vertrauen entgegenbringt und sich von dieser zu Recht Hilfe erwartet - etwa bei einem Mentor, einem Professor, einem Geistlichen, einem Vorgesetzten, bei Therapeuten, Ärzten, Rechtsanwälten, Beratern etc.[26]

Solche intensiven Beziehungen haben häufig auch eine sexuelle Dimension.[27] Zu glauben, dass der Aspekt der Sexualität hierbei einfach „draußen gelassen" werden kann, ist unrealistisch und naiv. Peter Rutter spricht in diesem Zusammenhang von der „verbotenen Zone".[28] Sie stellt jenen Bereich einer Beziehung dar, in der Sexualität deshalb unerlaubt ist, weil jemand einem anderen Zugang zu seinem Inneren, oft auch zu seiner intimsten Seiten gewährt, um Hilfe zu bekommen. Damit hat er oder sie sich in eine besonders verletzliche

Lage gebracht. Grundlegende Basis einer solchen Beziehung ist, dass diese Verletzlichkeit des Hilfesuchenden nicht ausgenützt und seine Integrität geachtet wird.[29]

In einer solchen Situation ist vor allem jener gefordert, bei dem Hilfe gesucht wird. Er muss unbedingt Sorge dafür tragen, dass diese „verbotene Zone" nicht betreten wird - selbst wenn vom Hilfesuchenden entsprechende Signale ausgesendet werden sollten.[30] Das passiert jedoch weitaus häufiger, als sich die meisten vorstellen können: „Ich ging davon aus, daß jeder in meiner Berufsgruppe diese unsichtbaren Grenzen einhält. Die wenigen Ärzte und Therapeuten, von denen ich wußte, daß sie sexuelle Beziehungen zu Patienten hatten, gehörten für mich in den Randbezirk der Kriminellen oder Geistesgestörten. [...] Stattdessen fand ich heraus, daß sexuelle Ausbeutung von Frauen durch Männer, in deren Behandlung sie waren oder unter deren Leitung sie arbeiteten, nicht ungewöhnlich, sondern tatsächlich eher normal waren. Darüber hinaus stelle ich ein bemerkenswert ähnliches Verhaltensmuster auch bei Geistlichen, Anwälten, Lehrern und Ausbildern fest."[31]

Dahinter stecken zweierlei Gründe: Einerseits werden solche Positionen von Tätern meist bewusst eingenommen, bieten sie doch optimale Voraussetzungen für ihre Vorhaben. Unter dem Deckmantel „Beratung", „Betreuung", „Therapie" etc. lassen sich ihre Taten auch über lange Zeit gut vor anderen verbergen. Andererseits birgt eine solche Vertrauensbeziehung aus den genannten Gründen die Gefahr von sexuellem Missbrauch grundsätzlich in sich. Fehlen entsprechende Präventivmaßnahmen und Schulungen, kann es Menschen in Vertrauensbeziehungen „passieren"[32], in die Falle des Missbrauchs zu geraten, auch wenn dahinter keine penible Planung und Vorbereitung steckt. Ist allerdings die „verbotene Zone" einmal überschritten, werden solche Betreuer, Mentoren etc. häufig zu Wiederholungstätern.

Was veranlasst einen Menschen, eine sexuelle Beziehung mit jemandem zu beginnen, der bei ihm Zuflucht und Unterstützung sucht? Peter Rutter beschreibt seine ganz persönliche Erfahrung damit, wie eine Vertrauensposition im Zusammenwirken mit sexuellen Fantasien, Wünschen und Defiziten zu einer destruktiven sexuellen Beziehung führen kann - oder eben auch nicht:

„Mia war eine hochgewachsene, dunkelhaarige, fünfundzwanzig Jahre alte Frau, deren leuchtendfarbige Kleidung und zur Schau gestellte Dynamik eine schwere, chronische Depression maskierten. [...] Während der fünf Monate Therapie hatten Mia und ich ihr Verhaltensmuster herausgefunden, nach dem sie dazu neigte, mit Männern schnell sexuell intim zu werden, weil sie befürchtete, daß diese sonst das Interesse an ihr verlieren würden. Trotzdem hatte sie sich mir gegenüber nie verführerisch verhalten.

An diesem Abend jedoch spürte ich, daß sich ihre Sexualität auf mich richtete, und dies mit einer Intensität, wie ich sie in meiner siebenjährigen Praxis als Psychiater niemals auch nur annähernd so stark erlebt hatte. [...] In dem verzweifelten Bedürfnis nach Trost begann Mia, sich mir allmählich zu nähern. Sie streifte meine Beine mit ihren Brüsten und vergrub ihren Kopf in meinem Schoß.

Die Wahrscheinlichkeit, daß ich in dieser sexuellen Szenerie mitwirken würde, war um so größer, als ich in meinem Privatleben Verluste gehabt hatte und den Winter hindurch ziemlich deprimiert gewesen war. An diesem Abend erwartete mich nichts außer einem leeren Haus, in dem ich alleine lebte. Mia war die letzte Patientin auf meinem Terminkalender. Draußen war es schon lange dunkel geworden, während wir in meiner warmen Praxis saßen und den kalten Regen prasseln hörten. Ich wußte, daß wir die letzten waren, die sich noch in diesem Bürogebäude aufhielten. [...]

Ich wußte, wenn ich gar nichts täte, würde ich Mia einfach erlauben, mich auf eine Art und Weise zu berühren, die sicher sexuell sein würde. Ich hätte passiv auf ihre Absicht eingehen, hätte meine eigene Depression ihre widerspiegeln lassen und uns damit erlauben können, gemeinsam verwundete Patienten zu sein. Als gut trainiertes Opfer würde Mia es wahrscheinlich ablehnen, mein sexuelles Verhalten als Mißhandlung anzusehen; falls ich ihr erklären würde, daß sexueller Kontakt ein legitimer Bestandteil der Therapie sei, würde sie das glauben, oder sie würde mit mir zusammenwirken und hinterher vorgeben, daß nie etwas vorgefallen sei. In jedem Fall war es äußerst unwahrscheinlich, daß ich mich jemals anderen gegenüber rechtfertigen müßte.

In diesem Moment faßte ich einen Entschluß; ich sagte Mia, sie solle zu ihrem Stuhl zurückkehren. [...] Da ich mich von ihr nicht hatte verführen lassen, konnten wir darüber sprechen. Schließlich hatte Mia nichts anderes getan, als mir ihr selbstzerstörerisches Verhalten erklärt - auf die einzige Art, die sie kannte: Indem sie es mir in diesem Zimmer vorführte.

Während dieser Episode wurde mir klar, daß ich sie - wie andere es getan hatten - zum Opfer machen oder ihr helfen konnte, einen neuen Weg zu finden. [...] Ich erschaudere noch, wenn ich daran denke, wie nahe ich daran gewesen war, uns beiden zu schaden.

Diese Erfahrung zeigte mir unmittelbar, wie leidenschaftlich und zersetzend die erotische Atmosphäre in einer Beziehung werden kann, in der der Mann Einfluß auf die Frau hat, die ihm Vertrauen und Hoffnung entgegenbringt. Jegliche Illusion, daß ich gegen diese verführerische Intensität immun sei, war vorbei. Mir wurde plötzlich klar, daß Sex mit Patienten durchaus nicht unmöglich war. Vielmehr war die Vorstellung nicht nur möglich, sondern sehr viel verlockender, als ich mir bis dahin eingestanden hatte.“[33]

Doch ob lang geplant oder nicht, solche Übergriffe sind ein ethisches Vergehen und der Täter ist in jedem Fall als Täter zu behandeln, mit allen Konsequenzen. Natürlich muss man erwarten können, dass in solchen Vertrauensbeziehungen sexueller Missbrauch nicht passiert - professionelle Beratungsstellen ergreifen daher auch Maßnahmen (Supervision, verbindliche Schulungen etc.), um die Gefahr eines solchen Übergriffs so gering als nur irgend möglich zu halten. Grundsätzlich sollten aber in jeder Organisation, in denen es Vertrauenspersonen gibt - auch im semiprofessionellen oder ehrenamtlichen Bereich -, solche Vorkehrungen getroffen werden (siehe dazu Kapitel 10).

3.4 Wenn Missbrauch aufgedeckt wird

Missbrauchstäter sind Meister der Manipulation, sie setzen alles daran, dass der Missbrauch verdeckt bleibt und die Opfer schweigen. Wird er dennoch aufgedeckt und als Täter identifiziert, bedeutet das nicht das Ende der Manipulation - und leider in vielen Fällen auch nicht das Ende des Missbrauchs.

Die erste Strategie des Täters nach dem Aufdecken des Missbrauchs wird sein, der Umgebung weiszumachen, dass das Opfer lügen würde, selbst schuld sei oder den sexuellen Handlungen zugestimmt habe. Ein Verhalten, das „blaming the victim" genannt wird.[34] Der Täter wird erklären, dass es beiderseitiges sexuelles Fehlverhalten gewesen wäre und nicht Missbrauch. Für dieses Fehlverhalten wird sich der Täter wortreich und überzeugend entschuldigen.[35]

Die Annahme, dass ein aufgedeckter Täter in der Folge nun kooperativ und ehrlich wäre, dass er seine Fehler einsehen und bereuen würde, ist eine weitverbreitete Fehlmeinung. Sie werden am Täter möglicherweise Zerknirschung erleben sowie die Bereitschaft, sich für alles zu entschuldigen - wobei

„alles“ sich in der Regel nur auf das bezieht, was ihm direkt nachgewiesen werden kann, und das ist in den meisten Fällen nur ein Bruchteil: So wurden 67 Pädosexuelle wegen des Missbrauchs an 136 Opfern verurteilt. In einer vertraulichen Studie wurden sie nach der tatsächlichen Zahl ihrer Opfer befragt - sie gaben sexuelle Kontakte zu 959 Kindern zu![36]

Die folgende Abbildung veranschaulicht, wie Delikte sowohl von Tätern, teilweise aber auch von Opfern verschwiegen werden. Der Täter wird meist versuchen, besonders schwere Vergehen zu verschweigen, während Opfer zunächst eher mehr preisgeben. In bestimmten Bereichen jedoch legen auch Opfer aus Angst oder Scham Übergriffe nicht mehr offen. Dasselbe gilt für die Dauer und Anzahl der Übergriffe bzw. Opfer: Der Täter wird meist nur das zugeben, was ihm bewiesen werden kann, das Opfer nur, was es verkraften kann. Aufgrund dieser Erkenntnisse wäre es daher sehr naiv, davon auszugehen, dass ein Beschuldigter die Wahrheit sagt.

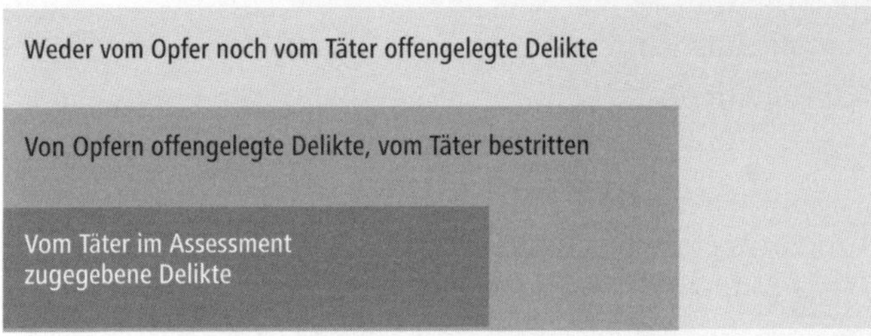

Bagatellisierungen, Minimalisierungen, Auslassungen und Lügen durch Sexualstraftäter
Quelle: nach Werner Tschan, 2005: S. 152

Glauben Sie nie, dass ein Täter, nur weil er entdeckt wurde, plötzlich kooperativ wäre, plötzlich aufhören würde zu lügen. Dass der Täter seine Fehler einsieht, bereut, bekennt und sich nun bessern wird, ist eine Wunschvorstellung, gerade in christlichen Gruppen. Täter sind dazu - vor einer Therapie - nicht in der Lage. Für eine umfassende Sicht und Bewertung des Geschehenen benötigen Täter eine lange Zeit. Dies betrifft auch das Eingestehen ihrer Schuld und den Verzicht darauf, die Opfer als mitschuldig zu diffamieren.

Missbrauchstäter haben manipulatives Verhalten oft über viele Jahre eingeübt und perfektioniert. Diese Verhaltensmuster bestehen auch nach einer Entdeckung weiter und können nicht einfach abgelegt werden. So meinen Täter ihre Entschuldigungen und Vergebungsbitten nicht ernst. Täter würden alles tun, um in der Organisation, die ihnen Missbrauchsgelegenheiten ermöglicht, zu bleiben. Wie ein Süchtiger bereit ist, alles zu versprechen, um nur rasch wieder zu seiner Droge zu kommen, wird ein Missbrauchstäter alles tun, um wieder missbrauchen zu können.[37]

Ohne entsprechende Hilfe schaffen es Täter nicht, sich in ihre Opfer hineinzufühlen, deren Leid nachzuvollziehen. Es wird von ihnen konsequent ausgeblendet. Sie belügen nicht nur die anderen, sondern auch sich selbst, sie reden sich die Tat schön: „Das Kind wollte es selbst, es kam ja zu mir." oder „Ich habe eh nichts so Schlimmes gemacht." Ein Prozess, der in der Psychologie „kognitive Verzerrung"[38] genannt wird.

Viele unerfahrene Berater (dazu zählen auch Therapeuten ohne einschlägige Erfahrung in der Täterbehandlung) und Seelsorger laufen aufgrund der beobachteten Scheinumkehr und vorgeblichen Reue im Kontakt mit „geständigen" Tätern Gefahr, ihrer eigenen Selbstüberschätzung zu verfallen: Sie lassen sich von Missbrauchstätern einwickeln, glauben alles im Griff zu haben und meinen, beide - Opfer und Täter - begleiten zu können. Dies ist aber eine folgenschwere Fehleinschätzung, die weiteres Leid für die Opfer bedeutet.[39]

Sie wissen schon: Ohne erfahrene externe Hilfe durch Experten müssen Sie scheitern. Glauben Sie auf keinen Fall, wie gerne Sie dies auch glauben wollen, dass Sie den Missbrauch selbst aufarbeiten können, weil sich der Täter geständig und umkehrwillig zeigt.

3.5 Für Sie muss ein Täter Täter sein und nicht Opfer

„Die Versuchung, sich auf die Seite des Täters zu schlagen, ist groß“[40] - sowohl für die Einzelnen in der Gruppe, als auch für die Gruppe als solche. Während die Opfer engagierte, aktive Parteilichkeit brauchen, reicht dem Täter Neutralität.[41] Der Zweifel an seinem Tätersein, aus welchen Gründen auch immer (weil nicht sein kann, was nicht sein darf; weil der Täter so ein besonderer Mensch ist; weil die Opfer ja doch irgendwie beteiligt sein könnten usw.), stellt bereits den Sieg des Täters dar. Der Täter erwartet von den Umstehenden lediglich Untätigkeit und appelliert an den allgemein verbreiteten Wunsch, das Böse nicht zu sehen. Wenn nichts getan wird, bleibt der Täter weitgehend unbehelligt.

Die Identifikation mit dem Täter ist außerdem einfacher, weil der Täter als der Stärkere und Überlegene gilt. „Das Opfer weint, klagt, leidet, kostet also Anstrengung. Nicht so der Täter, der sich souverän und loyal gibt und dessen Verhalten und Einstellung suggeriert, dass ja nichts wirklich Schlimmes geschehen sei, weshalb auch kein Grund zum Handeln bestehe.“[42]

Entscheidend für den richtigen Umgang mit Tätern ist, diese als Täter zu sehen und nicht als Opfer. Sosehr es stimmen mag, dass viele Täter ebenfalls Missbrauchsopfer sind, sosehr es stimmen mag, dass Mütter, Väter, (Musik-, Sport-, Gymnasial-)Lehrer, Jungscharleiter etc. eine Mitverantwortung tragen, dass sich Täter so und nicht anders entwickelt haben: Jetzt und zunächst sind sie ausschließlich als Täter zu sehen. Nur so können Sie auf Seiten der Opfer sein und nur so können Sie dem Täter wirklich helfen.

Möglicherweise bekommen Sie im Aufarbeitungsprozess Schlimmes zu hören, was dem Täter einst angetan wurde.[43] Behandeln Sie ihn zunächst trotzdem als Täter. Nur so können Sie hinter den Opfern stehen, die Ihre Parteilichkeit dringend brauchen. Denken Sie immer daran: „Täter bzw. Täterinnen missbrauchen, misshandeln oder vergewaltigen, weil sie es tun wollen. Die Verantwortung für die Taten liegt allein bei ihnen. Nur ein kleiner Prozentsatz von ihnen ist psychisch krank. Sie haben keine besondere, nicht zu bremsende Sexualität. In der Mehrzahl entscheiden sie sich nach einem ‚inneren Kampf', ob sie missbrauchen oder vergewaltigen wollen oder nicht. Für den Abscheu und das Leiden des Opfers empfinden sie kein Mitgefühl. Was die Gewalttaten für ihre Opfer wirklich bedeuten, möchten die Täter nicht wissen."[44]

Nur wenn Sie den Täter klar, eindeutig und für diesen schmerzhaft fühlbar als Täter behandeln, hat dieser eine Chance, aus dem Missbrauchszyklus auszusteigen.

3.6 Was braucht der Täter?

Der Täter braucht Ihre Klarheit und Ihr entschiedenes Handeln, er braucht die Konfrontation mit erfahrenen Fachleuten. Der Täter ist darauf angewiesen, dass Sie den Fachleuten trauen, deren Expertisen und Handlungsanweisungen folgen. Auch wenn es Härte dem Täter gegenüber bedeutet - nur diese Härte hilft ihm.[45]

Lassen Sie nicht zu, dass sich der Täter den Therapeuten selbst sucht. Verlangen Sie eine Behandlung durch erfahrene Missbrauchsexperten.

Wie groß die Gefahr ist, einem Täter auf den Leim zu gehen, zeigt die Tatsache, dass selbst einer der anerkanntesten Experten für die Arbeit mit Sexualtätern, Ruud Bullens, nur im Team mit drei Therapeuten (zwei Männern und einer Frau) agiert. Aufgrund seiner Erfahrung weiß er, wie leicht sogar er als Therapeut manipuliert werden kann.[46] Nehmen Sie bitte nicht an, dass Sie etwas könnten, was nicht einmal erfahrene Experten machen: allein einen Täter begleiten, selbst wenn Sie Arzt, Richter, Seelsorger, Therapeut, Lebens- oder Sozialberater sein sollten. Auch im Hinblick auf den Täter sollten Sie darauf verzichten.[47]

Einer der Eckpfeiler der Täterbehandlung ist die Rekonstruktion des sogenannten Deliktszenarios. Dabei geht es um die Rekonstruktion der Planung und Durchführung aller Missbrauchshandlungen. Es geht um die Rekonstruktion aller Gedanken und Gefühle des Täters bei der Tat und um jene Gedanken und Gefühle, die beim Missbrauch keine Rolle spielten.

Die Behandlung „muss immer wieder die Tatvorbereitung, den Tatablauf und die nachfolgenden Reaktionen ins Zentrum stellen: Was tat der Täter, wie tat er es, was ging in ihm vor, was dachte er während der Tat, wie fühlte er sich, wie plante er sein Vorgehen?"[48]

Der Täter wird zumindest bei Beginn der Behandlung versuchen, diesen Fragen auszuweichen. Hier heißt es für die Experten, geduldig und hartnäckig nachzufragen. Die Behandlung soll dem Täter in erster Linie dazu verhelfen, sich zukünftig in analogen Situationen anders verhalten und seine sexuellen Beziehungen anders gestalten zu können.

Der englische Täterbehandler Ray Wyre nennt als Voraussetzungen für die therapeutische Begleitung eines Täters, dass dieser von sich aus die Verleugnung aufgibt und wirklich Verantwortung für seine Verbrechen übernimmt, dass er von sich aus eigenständige, bisher nicht bekannte Angaben über seine Taten und/oder weitere Opfer macht.[49] Nur dann besteht Hoffnung, dass der Täter aus der Missbrauchsdynamik seines Lebens aussteigen kann. Sobald Täter im Rahmen der Behandlung begonnen haben, Verantwortung für ihre Taten zu tragen, müssen sie Mitgefühl lernen. Sie müssen verstehen lernen, wie das Opfer sich gefühlt hat.

Täter müssen lernen, sich anbahnenden Missbrauch frühzeitig zu erkennen und gezielt Schritte zu ergreifen, die dieser Dynamik entgegenwirken und die „Missbrauchskette" unterbrechen, die sie ansonsten zu abermaligem Missbrauch führt.[50]

Eine „Heilung" im eigentlichen Sinn gibt es dabei nicht. Der Täter kann lediglich lernen, die entsprechenden Signale bei sich selbst zu erkennen und sich gezielt zu kontrollieren.[51] Genau das wird in der konkreten Täterbehandlung eingeübt: „Dann stellen sie [die Täter, Anm.] Fragen wie: ‚Ja, und wenn ich dann das Kind ..., wenn es auf meiner Straßenseite kommt, was mache ich dann? Dann muss ich doch nicht weggehen? Ich bin doch verurteilt. Ich habe doch meine Strafe gekriegt.' Dann üben wir ein: ‚Doch, Sie müssen! Auf die andere Seite gehen. Sie müssen den Ort verlassen - nicht das Kind!'"[52]

Dem Täter so rasch als irgendwie möglich zu einer Behandlung durch eine geeignete und erfahrene Einrichtung zu zwingen (siehe Seite 146) ist also das Wichtigste, das Sie für ihn tun können: „Normalerweise sind Patienten durch einen subjektiv erlebten Leidensdruck zu einer Psychotherapie motiviert. Bei Missbrauchstätern ist dies i.d.R. nicht der Fall; sie kommen nur durch externen Druck in die Behandlung. [...] Ihr ausgeprägter Veränderungswiderstand erschwert es den Tätern, sich auf einen therapeutischen Prozess einzulassen: Sexuelle Handlungen besitzen einen verstärkenden, weil belohnenden Charakter, ähnlich wie Suchtmittel. Je länger das Missbrauchsverhalten andauert, desto verfestigter ist es also [...]"[53] Je früher nach dem Aufdecken der Missbrauchstat die Behandlung des Täters beginnt, umso größer sind deren Erfolgschancen.

3.7 Besondere Gefahren in christlichen Organisationen

Wenn auch die primäre Verantwortung einer Gruppe den Opfern zu gelten hat, so hat jede Einrichtung, gerade eine christliche, auch eine Fürsorgeverpflichtung dem Täter gegenüber zu erfüllen. Diese besteht darin, ihn aus einer Gemeinschaft, in der die Gefahr der Wiederholung vorhanden ist, auszuschließen. Christliche Nächstenliebe wird dafür sorgen, dass der Täter eine entsprechende Behandlung erhält (und gegebenenfalls in einer anderen Gemeinschaft unterkommt, in der nicht die Gefahr der Wiederholung besteht).

Die Gruppe muss sowohl den Opfern wie auch den anderen Mitgliedern durch entschiedenes Handeln, welches dem erlittenen Leid angemessen Rechnung trägt, klar kommunizieren, dass Missbrauch als völlig inakzeptabel gewertet wird und harte Konsequenzen nach sich zieht.[54] Opfer müssen unbedingt vor Tätern geschützt werden: So kann ihnen z. B. nicht zugemutet werden, dass sie dem Täter in der Einrichtung begegnen. Durch einen Ausschluss des Täters aus der Einrichtung muss die Opferorientierung nachvollziehbar werden. Darüber hinaus muss die Gruppe auch jenen gegenüber Konsequenzen ergreifen, die - aus welchen Gründen auch immer - gegen die Opfer agieren und den Täter (offen oder verdeckt) unterstützen. Werden keine klaren Konsequenzen gezogen, hat dies unausweichlich zur Folge, dass Missbrauch bagatellisiert wird und die Gruppe einen täterorientierten Weg einschlägt.[55]

Wir sind überzeugt, dass diese Fürsorgeverpflichtung ein Verhalten erfordert, das manche in Ihrer Einrichtung, die weder opferorientiert noch im tieferen Sinn täterorientiert denken können, als ungebührliche Härte, ja als Verstoß gegen das christliche Liebesgebot sehen werden. Im Dienst an den Opfern und dem Täter müssen Sie aber an ihrer opferorientierten Haltung klar festhalten, auch wenn Ihnen Lieblosigkeit und damit vielleicht sogar ein „Sich-Versündigen" am Täter vorgeworfen wird.

- Seien Sie nicht verwundert, wenn der Täter ein „ganz normales" Mitglied der Gemeinschaft ist, dem Sie eine solche Tat niemals zugetraut hätten.

- Hüten Sie sich davor, an die Zufälligkeit einer Missbrauchstat oder an eine mögliche Beteiligung des Opfers zu glauben - Missbrauch ist geplant und passiert nie mit Zustimmung des Opfers.

- Vermeiden Sie es, vorschnellen Entschuldigungen und Reuebezeugnissen des Täters zu glauben.

- Glauben Sie niemals, Missbrauch aufgrund der sofortigen Kooperationsbereitschaft des Täters allein aufarbeiten zu können - unabhängig von Ihrer Ausbildung.

- Stellen Sie sich eindeutig und kompromisslos auf die Seite des Opfers. Verurteilen sie mit aller Klarheit die Tat.

- Behandeln Sie den Täter - unabhängig von dessen vielleicht tragischer Vergangenheit - zunächst mit aller Härte als Täter und zwingen Sie ihn zu einer Behandlung durch externe Experten.

4 Opfer und ihr Leid verstehen

Wir gehen davon aus, dass es in Ihrer Organisation zu sexuellem Missbrauch gekommen ist und dass Sie mithilfe externer Experten die Frage nach Missbrauch oder Fehlverhalten hinreichend deutlich klären konnten. Dann gibt es jetzt in Ihrer Einrichtung Opfer.

4.1 Wer wird Opfer?

Jeder kann Opfer werden, es gibt keine Ausnahme: Kinder, Mädchen wie Buben, jugendliche Frauen und Männer, Erwachsene beiderlei Geschlechts, Seniorinnen und Senioren, Menschen mit Behinderung etc. Dabei ist auffallend, dass Übergriffe gegenüber Kindern von der Umwelt eher wahrgenommen werden als gegenüber älteren Menschen. Denn gerade „Jugendliche und junge Erwachsene werden häufig in ihrer Widerstandskraft gegenüber Grenzverletzungen [...] überschätzt.“[1]

Zum Opferbegriff:
Ein Opfer - als Missbrauchsopfer - ist jemand, der nicht durch widrige Umstände, sondern durch andere Menschen verletzt wurde. Ihm ist nicht einfach ein Unglück widerfahren, sondern Unrecht angetan worden. Opfer stehen immer wieder vor dem Problem, dass das Geschehene wie ein Stigma an ihnen haftet.[2] Dadurch wird ihnen eine passiv leidende Rolle zugeschrieben, verbunden mit der Annahme des Umfelds, dass solche Menschen immer Opfer bleiben werden und sich davon nie mehr wieder emanzipieren können.

Gerade um auszudrücken, dass Opfer ihr Leben wieder aktiv in die Hand nehmen können und nicht auf den erlebten Missbrauch fixiert sind, verwendet man insbesondere im Englischen gerne den Begriff „Überlebende" (survivors).[3] Damit soll betont werden, dass jemand etwas geschafft hat, dass ihm etwas Erstaunliches gelungen ist: nämlich eine große Bedrohung zu überleben und wieder selbstbestimmt zu leben - eine Leistung, die von Kraft, Mut, Entschlossenheit und Durchhaltevermögen zeugt.

Um Opfer zu werden, braucht es bloß zwei Kriterien:
1. Das Opfer muss in die perversen Fantasien eines Täters passen. Es ist immer der Täter, der sein Opfer aussucht. Wer in seine Fantasie passt, lebt in Gefahr, Opfer zu werden, besonders wenn zusätzlich das zweite Kriterium erfüllt ist.
2. Es muss ein ausreichend großes Machtgefälle zwischen einem Täter und einem Opfer vorhanden sein, das dem Täter Überlegenheit signalisiert und damit die Möglichkeit in Aussicht stellt, sein Opfer zu beherrschen.

Niemals hat das Opfer daran Schuld, Opfer geworden zu sein. Niemals hat es einen Anteil an der Verantwortung für das Vorgefallene. Opfer zu werden liegt nicht im Aussehen des Opfers begründet - nicht in der Kleidung, nicht im Benehmen, nicht im Selbstbewusstsein.[4]

4.2 Missbrauchsdynamik aus der Sicht des Opfers

Da sich ein großer Teil des Missbrauchszyklus (erste Fantasien, Wahl eines Typus, Wahl einer konkreten Person, Kombination mit Erleben sexueller Lust) im Kopf des Täters abspielt, ist vor allem der Anfang des Zyklus für das Opfer nicht zu erkennen. Erst in der Phase des Groomings, in der das Opfer auf seine Missbrauchbarkeit getestet wird, wird das Vorhaben des Täters konkret und die Grenze von der Fantasie zur Wirklichkeit überschritten. Dabei ist der Täter aber tunlichst darauf bedacht, dass seitens des Opfers und auch seitens der Umgebung kein Verdacht aufkommt. Für das Opfer erscheint er in dieser Phase als sympathischer, liebenswürdiger Mensch.

Gezielt versucht der Täter, das Vertrauen des Opfers zu gewinnen, und schenkt ihm deswegen besonders viel Zuwendung und Aufmerksamkeit. Die meisten Opfer fühlen sich dabei nicht nur innerhalb der eigenen Gruppe aufgewertet - ist doch der Täter zumeist ein angesehenes Mitglied -, sondern auch in ihrer Weiblichkeit oder Männlichkeit bestätigt, sie erleben sich als anziehend bzw. sexuell attraktiv.[5]

Ist das erste Vertrauen gewonnen, wird die Beziehung seitens des Täters immer exklusiver gestaltet und das Opfer in den meisten Fällen dadurch gezielt isoliert. Dieses erlebt nun oft, wie sich innerhalb seiner Umwelt die anfängliche Anerkennung zu Eifersucht und Neid wandelt. Bekannte, Arbeitskollegen, Freunde etc. wenden sich zunehmend ab. Der Täter wird somit zu einer der wenigen verbliebenen Bezugspersonen, was das Opfer in ein starkes Abhängigkeitsverhältnis bringt. Immer deutlicher und schwerer akzeptierbar wird der Verlust, den das Opfer durch einen Abbruch der Beziehung zum Täter erleiden würde. Aus diesem Grund werden mit der Zeit auch immer deutlicher werdende Grenzverletzungen hingenommen und ertragen.[6]

Wenn es dann zum Missbrauch kommt, ist das Opfer gefangen in einer verzerrten Wahrnehmung, gefangen in einem Netz aus Manipulation und Isolation, konfrontiert mit der Brutalität des Täters und möglicherweise mit Drohungen gegen das eigene Leben oder das Leben anderer.

Fallbeispiel:
„Ein Jugendtrainer deponiert nach Trainingsende regelmäßig größere Geldbeträge in den Umkleidekabinen der Mädchen - in der Hoffnung, dass eines der Mädchen das Geld an sich nähme. Er beobachtet, welche Mädchen das Geld behalten. Diesen Mädchen droht er mit Aufdeckung des Diebstahls, sofern sie ihm nicht sexuell gefügig sind.“[7]

4.3 Missbrauchsfolgeverhalten von Opfern

Auf die konkreten Übergriffe können manche Opfer mit einem Verhalten reagieren, das für sie dramatisch ist, wird es doch von der Umgebung in den meisten Fällen völlig falsch verstanden und interpretiert. Umso wichtiger ist es daher, darüber Bescheid zu wissen: Um innerlich überleben zu können, antworten nämlich manche Opfer auf das Verhalten des Täters mit „umgekehrten Vorzeichen“. Um sich vermeintlichen Frieden zu schaffen, entsprechen Opfer in vorauseilendem Gehorsam den Wünschen des Täters, kleiden und benehmen sich, wie dieser es von ihnen erwartet. Aufgrund der aufgebauten Abhängigkeit suchen Opfer die Nähe des Täters, obwohl sie am liebsten weit von ihm entfernt wären.

Dieses Missbrauchsfolgeverhalten kann noch weitere Dimensionen haben: Zum Sexualobjekt degradiert haben Opfer keinen personal-freien Zugang zur eigenen Sexualität. So kann es geschehen, dass sie an anderen das ausleben, was sie selbst an perverser Sexualität erleiden mussten. Opfer können also in weiterer Folge an anderen zu Tätern werden. Wichtig ist aber, diese Bereiche zu trennen. In der einen Beziehung sind sie Opfer - in einer anderen Beziehung können sie Täter sein. Vor allem Menschen, die als Kinder oder Jugendliche missbraucht worden sind (also zu einem Zeitpunkt, an dem sich ihr Sexualverhalten noch in der Entwicklung befunden hat), kann dieses Missbrauchsverhalten als „normal" gelernt worden sein. Durch den Täter wird ihnen dies ja auch nachdrücklich suggeriert.

Mit verschiedenen Druckmitteln versuchen Täter, die Opfer dazu zu bringen, in ihre verkehrte Welt einzutreten, die erlebte Perversion zu akzeptieren und sie in der Folge selbst auszuleben:

„Das Wunschbild des Perversen ist, dass der andere ‚böse' wird, was seine eigene Boshaftigkeit in den Normalzustand verwandeln würde. Er versucht, dem anderen das zu injizieren, was in ihm selbst an Bosheit ist. Verderben ist das oberste Ziel! Es gibt keine größere Genugtuung, als wenn er das Objekt seines Angriffs dazu verführt, seinerseits zerstörerisch zu werden, oder wenn er gar mehrere Menschen dazu bringt, aufeinander loszugehen, sich gegenseitig zu zerfleischen. Alle Perversen, sexuelle oder narzisstische, suchen die anderen in ihr Aktionsfeld zu ziehen und sie dann zu verleiten, die Regeln umzukehren. Ihre Zerstörungskraft hängt stark von der Propaganda ab, mit der sie ihrer Umgebung beweisen, wie ‚böse' der Angegriffene doch ist! Dass es also normal ist, ihm die Schuld zu geben!"[8]

So extrem dieser Text auch formuliert ist, er zeigt deutlich, wie Täter versuchen, ihre Opfer auf den Weg der Destruktivität mitzunehmen. Es ist oft zu beobachten, wie sexuell missbrauchte Menschen in der Folge höchst sexualisiertes Verhalten an den Tag legen, weil sie daran gewöhnt wurden und solches Verhalten für „normal" halten. Täter definieren die Regeln um, damit sie dem Opfer einreden können, dass ihr Vorhaben „eh in Ordnung" ist. Das ist Teil des Groomings.

Man spricht in diesem Zusammenhang von der „Psychodynamik des Missbrauchs“[9], also von Kausalzusammenhängen, die sich im Gefolge von erlebtem Missbrauch ereignen. Darunter versteht man (durch Missbrauch freigesetzte) seelische Kräfte, die Einfluss auf das Befinden, auf die Reaktionen und auf das Verhalten von Menschen haben. Diese sind den Betroffenen - sowohl den Opfern, aber auch den Tätern und den Menschen in der Umgebung - häufig nicht bewusst.

Sexualisiertes Folgeverhalten ist für die Opfer insofern dramatisch, als es die Umgebung zu einem falschen Urteil verleitet, denn es wird meist als Ursache und nicht als Folge des Missbrauchs interpretiert: Das Opfer sei doch selbst schuld, es habe sich aufreizend gekleidet, jedem an den Hals geworfen, es habe den Täter zum Missbrauch geradezu provoziert. Solche Aussagen sind leider nach dem Aufdecken eines Missbrauchfalls oft zu hören, denn wer über Missbrauchsdynamik nicht Bescheid weiß, kommt leicht zu solchen falschen Schlüssen.

Damit soll allerdings nicht gesagt sein, dass jedes aufreizende, sexuell aufgeladene Verhalten Folge von Missbrauch ist. Es kann auch einfach übertrieben pubertäres Verhalten sein. Doch wenn sexualisiertes Verhalten zu beobachten ist, sollte auch die Möglichkeit eines Missbrauchs in Betracht gezogen und die Sachlage (mithilfe externer Experten) ausführlich geprüft werden.

Fallbeispiel:
„Daniel kam mit 13 Jahren in ein heilpädagogisches Kleinstheim. Im Heim missbrauchte er einen wesentlich jüngeren Jungen und bei einem Wochenendbesuch der Familie die jüngere Stiefschwester. Nach einer intensiven Arbeit des Heimerziehers mit dem Jungen wurde deutlich, dass Daniel selbst von seinem eigenen Vater, den er stets glorifizierte, an den Besuchswochenenden missbraucht wurde.“[10]

4.4 Was bedeutet Missbrauch für die Opfer?

Um Missbrauchsopfer annähernd verstehen und in Folge auf sie möglichst adäquat reagieren zu können, muss man zunächst verstehen, was Missbrauch für die Opfer bedeutet.

Wie sexueller Missbrauch erlebt wird, ist je nach Alter des Opfers, seiner Persönlichkeit und der Intensität seiner Beziehung zum Täter unterschiedlich.[11] Tatsache ist allerdings, dass Missbrauch schwerste Grenzverletzung ist. Opfer durchleben dabei extreme Gefahr: die Gefahr, zu etwas gezwungen zu werden, was man überhaupt nicht will, die Kontrolle über sein Leben zu verlieren, physisch überwältigt und verletzt zu werden. Die normale Reaktion auf Gefahr wie Flucht oder Abwehrverhalten wird bei Missbrauch vom Täter systematisch unmöglich gemacht, da er im Regelfall der psychisch Stärkere ist. Das Opfer ist ihm gegenüber abhängig. Aus diesem Grund kann er auch entsprechenden Druck ausüben.

Missbrauch löst im Opfer oft schwerwiegende Traumatisierungen aus.[12] Opfer werden dadurch angstprogrammiert und zunehmend daran gehindert, ihr Leben selbstbestimmt zu meistern. Durch das Einwirken des Täters kommt es bei Opfern oft zu einem umfassenden Kontrollverlust. Aus diesem Grund erleben sich Opfer nach Beendigung des Missbrauchs als orientierungslos, denn ihre primäre Bezugsperson war der Täter und dieser ist nun weg.

„Traumatische Ereignisse erschüttern zwischenmenschliche Beziehungen in den Grundfesten. Sie zersetzen die Bindung an Familie, Freunde, Partner und Nachbarn, sie zerstören das Selbstbild, das im Verhältnis zu anderen entsteht und aufrechterhalten wird. Sie untergraben das Wertesystem, das der menschlichen Erfahrung Sinn verleiht. Sie unterminieren das Vertrauen des Opfers in eine natürliche oder göttliche Ordnung und stoßen es in eine existentielle Krise.“[13]

Häufig treten in der Folge auch posttraumatische Belastungsstörungen auf, also Störungen die in Bezug auf das traumatisierende Ereignis zeitlich verzögert auftreten und sich über lange Zeit erheblich belastend auswirken können. Dazu zählen z. B. „das wiederholte Erleben des Traumas in sich aufdrängenden Erinnerungen (Nachhallerinnerungen, Flashbacks), Träumen oder Alpträumen, die vor dem Hintergrund eines andauernden Gefühls von Betäubtsein und emotionaler Stumpfheit auftreten. Ferner finden sich Gleichgültigkeit gegenüber anderen Menschen, Teilnahmslosigkeit der Umgebung gegenüber, Freudlosigkeit sowie Vermeidung von Aktivitäten und Situationen, die Erinnerungen an das Trauma wachrufen könnten [...], Schreckhaftigkeit und Schlafstörung [...], Angst und Depression [...], Suizidgedanken."[14]

Traumatisierte Menschen reagieren auf dramatische Erfahrungen wie erlittenen Missbrauch mit einer Stresskaskade. Geringste Auslöser - ein Gedanke, ein Geruch, eine Erinnerung: sogenannte „trigger events" - können Panikattacken und Angstreaktionen auslösen. Dazu reicht es etwa oft schon aus, einem Menschen zu begegnen, der das Opfer in welcher Weise auch immer (Aussehen, Stimmlage, Benehmen, aber auch Beruf, Hobbys ...) an den Täter erinnert, selbst wenn dieser bereits verurteilt oder sogar verstorben ist.

Die traumatischen Auswirkungen einer Missbrauchserfahrung sind umso heftiger und komplexer, je größer das Abhängigkeitsverhältnis zwischen Opfer und Täter war und je länger die Missbrauchssituation angedauert hat. Häufig ist nicht das sexuelle Handeln an sich das Traumatisierende, sondern der Bruch des Vertrauens, die Erkenntnis: Ich wurde benutzt und ausgenutzt. Sexualität wird zum Mittel der Unterdrückung und das geschenkte Vertrauen zum Mittel der Ausbeutung. Dies lässt im Opfer tiefe Gräben des Misstrauens zurück, die es für den Rest seines Lebens prägen können.[15]

Fallbeispiel:
„Weil er mit seiner 13-jährigen Nichte für 15 Monate untergetaucht ist, muss ein 38-Jähriger sechs Jahre ins Gefängnis. Laut Gericht ‚ein exemplarischer Fall von sexuellem Missbrauch über einen langen Zeitraum'. ‚Sie war ihm in gewisser Hinsicht ausgeliefert. Er hat das ausgenützt. Sie war sein Spielzeug', fasste Richter Norbert Gerstberger in der Urteilsbegründung die Erkenntnisse des Beweisverfahrens zusammen."[16]

4.5 Warum Opfer schweigen

Oft erscheint es für Außenstehende unverständlich, warum Missbrauch über eine längere Zeit geschehen kann, warum sich Opfer nicht schon viel früher einer Vertrauensperson öffnen, um das eigene Leiden so schnell wie möglich zu beenden. Doch es gibt mehrere Gründe, warum Opfer - mitunter jahrelang - schweigen.

Einer davon ist der Täter. Durch ihn und seine Taktik der Isolierung ist der Kreis an Vertrauenspersonen und möglichen Ansprechpartnern des Opfers empfindlich geschrumpft. Zusätzlich bringt er, sofern nötig, das Opfer durch massive Drohungen zum Schweigen. Vielen Opfern wird eingeredet, dass sie mit einer Aufdeckung der Tat nicht nur ihr eigenes Leben, sondern auch das von Familie und Freunden, von Kollegen, das Ansehen der Gemeinschaft etc. ruinieren würden. Besonders jüngeren Opfern werden dabei auch irrationale Ängste eingetrichtert (etwa: Dein Papa kommt sonst ins Gefängnis. Deine Mama bringt sich sonst um. Wenn du was sagst, kommst du ins Heim.).[17] Täter kennen ihre Opfer und deren Bedürfnisse, Prioritäten, Ängste und Befürchtungen sehr genau und nutzen dieses Wissen skrupellos aus.

Häufig führen auch Angst und Scham bei den Opfern dazu, dass sie jahrelang den Missbrauch schweigend erleiden. Opfer fürchten, dass ihnen niemand glaubt. Diese Annahme wird vom Täter gerne bekräftigt. Als Meister der Manipulation und Beeinflussung können sie den Opfern einreden, dass die Umgebung Bescheid wüsste, aber nichts unternehme. Das passt zur Erfahrung der Opfer, die zuweilen versuchen, zaghafte Hinweise auf ihr Schicksal zu geben. Sie streuen scheinbar belanglose Informationen, um die Reaktion der Umgebung vorsichtig abzutesten, weil sie es nicht wagen, klar zu sprechen. Tragischerweise wird dies von der Umgebung in den allermeisten Fällen nicht wahrgenommen.

Es kann aber auch sein, dass ein Opfer das Geschehene innerlich derart weit von sich wegschiebt, sich selbst davon so ausdrücklich distanziert, dass es davon auf einer bewussten Ebene gleichsam „unberührt" bleibt. Dieses als „Dissoziation"[18] bezeichnete Phänomen ist eine psychische Schutzreaktion auf eine massive Überforderung. Die Folge davon ist, dass sich Opfer später oft tatsächlich kaum mehr an die Geschehnisse erinnern und schon allein deshalb nicht darüber sprechen. Eine andere Konsequenz ist, dass Opfer - wenn sie einmal doch reden - über den Missbrauch emotional relativ unbeteiligt berichten. Damit laufen sie Gefahr, nicht ernst genommen zu werden. Schnell liegt dann bei den Zuhörenden die Vermutung nahe, dass es doch gar nicht so schlimm gewesen sein kann.

Weiters zweifeln Opfer häufig selbst an ihrer eigenen Unschuld am Missbrauch. Besonders Kinder und Jugendliche sind sich oft nicht bewusst, dass sie mit ihrem Schicksal nicht allein sind, sondern dass auch andere missbraucht werden, „und glauben deshalb, selbst Anlass zu dem sexuellen Missbrauch gegeben zu haben. Verstärkt wird dieses Schuldgefühl des Opfers durch gezielte Schuldzuschreibungen von Seiten des Täters [...]."[19]

Opfer schweigen oft auch deshalb so lang, weil sie unter schweren psychischen und/oder physischen Verletzungen leiden. Ihre Überlebensstrategie richtet sich darauf, irgendwie selbst zurande zu kommen, einfach nur weiterzuleben und zu versuchen, Heilung zu finden. Im günstigen Fall sprechen sie mit Freunden, Vertrauten oder suchen Therapeuten auf, denen sie sich offenbaren. Oft sind sie erst viel später in der Lage (und ist es für sie auch wichtig), anderen gegenüber ihr Schweigen zu brechen. Es ist ihr gutes Recht, nach dem erlebten Missbrauch ihrem eigenen Schicksal und ihrer Genesung Priorität zu geben und erst dann zu reden, wenn es für sie möglich und gut ist.

Denn nicht zuletzt haben Opfer Angst vor dem, was nach der Aufdeckung passieren könnte. Instinktiv wissen sie, dass sich durch ihr Reden ihr Leben dramatisch ändern würde. Obwohl sie unter dem erlittenen Missbrauch leiden, scheuen sie das, was dann auf sie zukommen könnte, oft noch mehr.

4.6 Warum/Wann Opfer nicht mehr schweigen

Es gibt Opfer, die das Geschehene mit ins Grab nehmen, die nie mit irgendjemand darüber sprechen. Andere werden irgendwann und aus unterschiedlichen Anlässen wieder mit ihrer Geschichte konfrontiert. Sei es, weil der Täter ein Geständnis abgelegt hat, sei es, weil andere Opfer ihre Geschichte erzählt haben. Wieder andere beginnen dann zu sprechen, wenn sie in ihrer persönlichen Aufarbeitung an einen Punkt der Reflexion und erneuten Selbstfindung angelangt sind, an dem es - auch nach Beratung mit ihrem Therapeuten - für sie einfach „an der Zeit" ist, darüber zu sprechen.

In vielen Fällen ist es die Wut auf den Täter, die Opfer nach langer Zeit (oft gegen ihre ursprünglichen Absichten) dazu bringt, Anzeige zu erstatten oder in die Medien zu gehen.

Vor allem dann, wenn sie bemerken, dass der Täter auch andere missbraucht. Lange Zeit sind Opfer der Meinung, dass nur sie allein missbraucht wurden. Auch der Täter setzt viel daran, dass seine einzelnen Opfer in diesem Glauben bleiben. Wird dies allerdings aufgedeckt, führt die Entschiedenheit von Opfern, eine solche Tat anderen ersparen zu wollen, häufig dazu, dass sie ihr Schweigen brechen und Stellung beziehen. Eine Wut auf den Täter können Opfer auch dann entwickeln, wenn dieser im Zuge einer öffentlichen Anzeige durch ein weiteres Opfer die Taten bestreitet und die Anschuldigungen zurückweist. Wütend auf so viel Heuchelei veranlasst dies Opfer häufig dazu, sich ausdrücklich auf die Seite des Anklägers zu stellen, indem sie ihre eigenen Erfahrungen als Bekräftigung der erhobenen Anschuldigungen einbringen.

Grundvoraussetzung dafür, dass Opfer beginnen über das Geschehene zu sprechen, ist ein Gefühl von Sicherheit. Opfer müssen wissen, dass sie ernst genommen werden, dass man ihnen zuhört und dass man ihnen glaubt. Für den Heilungsprozess von Opfern ist es wichtig, dass sie Orte finden, die diese Bedingungen erfüllen. Gerade für christliche Gruppen sollte es unverzichtbar sein, einen solchen Ort darzustellen.

4.7 Wie es Opfern nach der Aufdeckung von Missbrauch geht und was sie brauchen

Um Opfer, ihre Reaktionen, ihre Verhaltensweisen und Bedürfnisse nach Aufdeckung eines Missbrauchs richtig verstehen zu können, muss man sich in erster Linie darüber bewusst werden, dass das Leiden des Opfers nach der Beendigung des Missbrauchs nicht zu Ende ist. Auf Opfer kommen „neue“ Herausforderungen und Probleme sowie der lange und oft schmerzvolle Weg der Aufarbeitung zu.[20]

Mit der Aufdeckung des Missbrauchs fällt von den Opfern großer Druck ab. Damit bricht aber auch ihre bis dahin bestehende Welt zusammen, auch wenn diese zutiefst von Unfreiheit und Zwang, von Missbrauch und Angst geprägt war. Dies löst tiefe Verunsicherung und Verwirrung bei den Opfern aus, sie haben oft große Schwierigkeiten, sich nach der Aufdeckung überhaupt zurechtzufinden.[21]

Das, was sie erlebt haben, scheint vielen unglaubwürdig und den meisten Außenstehenden gelingt es nicht, sich auch nur annähernd in deren Situation hineinzuversetzen. Ein Zustand, der Opfer zusätzlich verunsichert.

Aus diesem Grund gibt es zweierlei, was Opfer in erster Linie direkt nach der Aufdeckung von Missbrauch brauchen: die uneingeschränkte Anerkennung als Opfer sowie unbedingter Schutz vor dem Täter und jenen Menschen, die diesen unterstützen.

a. Opfer als Opfer anerkennen

Opfer müssen fühlen können, dass ihnen geglaubt wird, dass ihnen Solidarität entgegengebracht wird, die angebotene Hilfe und Unterstützung ernst gemeint sind. Das gilt sowohl für Kinder als auch für Jugendliche und Erwachsene.[22] Dies klingt allerdings einfacher, als es ist.

Zumeist aus einer wohlmeinenden Haltung heraus, unterstützt durch die Fehlschlüsse aufgrund sexuellen Folgeverhaltens, passiert es nur allzu leicht, Verständnis für den Täter zu empfinden. Hat das Opfer nicht vielleicht doch Signale ausgesendet? Ist das Opfer nicht doch auch ein bisschen selbst schuld?

Mit solchen zweifelnden Fragen passiert das, was in der Psychologie „sekundäre Victimisierung“[23] genannt wird. Opfer werden damit durch ihre soziale Umgebung ein zweites Mal geopfert: „Die Umwelt macht sich der Mittäterschaft schuldig, indem sie z.B. den Grund für die sexuelle Ausbeutung den Handlungen des Opfers zuschreibt, das Mädchen/der Junge wird für die Gefühle und Absichten des Täters verantwortlich gemacht. An der sexuellen Ausbeutung sind somit nicht nur die Täter (Täterinnen) beteiligt, sondern ebenso Dritte, die offen oder durch ihr Stillschweigen definieren, was erlaubte und unerlaubte Gewalt ist."[24] Um das zu vermeiden, muss ausschließlich opferorientiert gedacht und gehandelt werden, d. h. Sie müssen aktiv, engagiert und ohne Kompromisse Partei für die Opfer ergreifen.

b. Opfer vor dem Täter schützen

Der zweite wichtige Punkt ist, dass das Opfer nun vor dem Täter geschützt wird. Das bedeutet vor allem, dass sich Opfer und Täter in der Einrichtung auf keinen Fall begegnen dürfen. Wenn Sie opferorientiert handeln wollen, muss dem Täter der Zutritt zu Ihrer Einrichtung und zu Ihren Treffen verwehrt werden. Zusätzlich muss das Opfer auch vor jenen Menschen geschützt werden, die weiterhin Kontakt mit dem Täter pflegen. Von vielen Fällen ist bekannt, dass es dem Täter selbst nach der Aufdeckung der Tat weiterhin gelingt, diese für seine Zwecke zu instrumentalisieren und sie an der absoluten Unschuld des Opfers zweifeln zu lassen.[25]

Dieser Aspekt gewinnt zusätzlich an Brisanz, wenn Opfer und Täter der gleichen Organisation angehören. Welche konkreten Spannungen und Probleme in diesem Fall dann auftreten, wird in Kapitel 5 genauer ausgeführt.

4.8 Aufarbeitung des Missbrauchs

Sie haben sich also dazu entschieden, 100% hinter dem Opfer zu stehen, seine Unschuld nicht infrage zu stellen, ihm vollinhaltlich zu glauben, und wollen ihm aus bestem Gewissen helfen: Wir sind wieder einmal an einem Punkt angelangt, Ihnen zu sagen, dass Sie externe Hilfe brauchen. Die Aufarbeitung erlebten Missbrauchs sollte unbedingt durch einschlägig erfahrene Therapeuten begleitet werden. Denn nur diese verfügen über die Kompetenzen, die in diesem Zusammenhang auftretenden Herausforderungen zu erkennen und geeignete Maßnahmen zu ergreifen.

Bei der Bewältigung sexuellen Missbrauchs mithilfe von externen Therapeuten gibt es keinen einheitlichen Zeitplan. Die Aufarbeitung des Geschehenen hängt von vielen unterschiedlichen Faktoren ab und geschieht in bestimmten Phasen, die unterschiedlich lange dauern können: Einer Phase des Nicht-Wahrhaben-Wollens folgt meist eine Phase der Wut, woran sich die Phase der Akzeptanz des Geschehenen anschließt, bis das Opfer bei der Phase der Neuorientierung anlangt. Diese Bewältigung ist keine geradlinige Entwicklung, sondern vollzieht sich immer spiralartig. Sie läuft in bestimmten Zyklen ab, in denen die Betroffenen einerseits konstruktive Entwicklung erleben, andererseits immer wieder neu vom Missbrauchserleben überwältigt werden. Insofern ist die Bewältigung traumatischer Missbrauchs-Erlebnisse paradox und ambivalent.[26] Jeder Weg sieht unterschiedlich aus und jedes Opfer benötigt unterschiedlich lang – manche ein ganzes Leben.

Aber es ist anzunehmen, dass auch Sie und Ihre Organisation mit den Erlebnissen des Opfers und dem Aufarbeitungsprozess konfrontiert werden. Abgesehen davon sind gerade positive zwischenmenschliche Beziehungen Grundvoraussetzung für den Heilungsprozess: Ein solches Erlebnis kann niemals allein und in Isolation bewältigt werden.[27] Im Umgang mit Opfern sexuellen Missbrauchs ist es allerdings wichtig, sich mancher Grundbedingungen bewusst zu sein:

Es ist davon auszugehen, dass Opfer aufgrund ihrer schlimmen Erlebnisse und in weiterer Folge mit den Herausforderungen, die nach Aufdeckung des Missbrauchs auf sie zukommen, massiv überfordert sind. Gerade aus dieser Überforderung heraus sind Opfer für ihre Umgebung mühsam, sie verlangen ihrem Gegenüber höchste Anstrengung und aktive Zuwendung ab. Sie leiden, sind aber oft nicht in der Lage zu sagen, was ihnen eigentlich fehlt. Manche leiden still, manche laut, manche ziehen sich zurück und kommen nur mehr selten, manche verlassen die Gruppe, manche konfrontieren die Gruppe mit ihrem Schicksal.

Im Umgang mit Opfern gibt es keine Rezepte. Jedes Opfer hat das Recht auf einen individuellen Weg der Klage und der Aufarbeitung.[28]

Opfer haben durch Missbrauch einen Kontrollverlust erlitten, sie waren nicht mehr in der Lage, selbstbestimmt zu leben. Ihr Vertrauen darin, dass es jemand wirklich gut mit ihnen meinen könnte, wurde zutiefst erschüttert. „Bei der Vergewaltigung verlor ich meine Jungfräulichkeit und beinahe mein Leben. Außerdem konnte ich vieles nicht mehr glauben, an das ich mich früher gehalten hatte: wie die Welt funktionierte und wie sicher ich mich fühlen durfte.“[29] Nur zu verständlich ist es, dass Opfer ihrer Umgebung nun mit höchstem Misstrauen und größter Vorsicht begegnen. Eine Tatsache, die den Umgang mit Opfern allerdings massiv erschwert. „Auch erfahrene Therapeutinnen lassen sich noch häufig durch das Verhalten der Opfer irritieren. Durch Nachfragen wollen sie die Wahrheit herausfinden. Betroffene spüren den Unglauben und ziehen sich dann fast immer zurück.“[30]

Aus diesem Grund müssen alle Personen, die Opfern nach der Aufdeckung zur Seite stehen, penibel darauf achten, nichts ohne Zustimmung des Opfers zu tun, auch wenn sie dies für angebracht halten. Ansonsten kommt es zu einer sogenannten „Retraumatisierung", also zu einem Wiederaufleben jener innerlichen Situation, die das Opfer beim Missbrauch selbst empfunden hat (Kontrollverlust, Überwältigung ...). Das Opfer muss also ganz im Gegenteil in erster Linie erkennen, dass es die Kontrolle über sein Leben zurückgewinnt und dabei von anderen Menschen unterstützt wird. Nur so kann das Vertrauen sukzessive wieder aufgebaut werden. Manchmal wird Sie das Opfer aus diesem Grund auch austesten, ob Sie gewillt sind, seine Reaktionen und Taten auch dann zu akzeptieren und zu respektieren, wenn sie Ihren eigenen Vorschlägen widersprechen.[31]

Zusätzlich müssen Sie dem Opfer aktiv entgegenkommen, Informationen teilen und Unterstützung immer wieder zusichern. In diesem Sinn müssen Sie „victim thinking"[32] entwickeln - ein aktives Einfühlen in die Situation des Opfers, ein Einnehmen seiner Perspektive. Es ist der bewusste Versuch, so zu denken und zu fühlen wie die Opfer und das gesamte Geschehen sowie dessen Aufarbeitung aus den Augen des Opfers zu sehen. Dabei muss Ihnen aber bewusst sein, dass Ihnen das nie vollständig gelingen wird, denn im Prinzip können nur Opfer andere Opfer wirklich verstehen:

„Ich kann reden und erzählen, was passierte, immer wieder, aber begreifen kann mich nur, wer selbst Opfer ist. Opfer sprechen die schwierigste Sprache der Welt. Nur Opfer verstehen sie. [...] Ich muss damit fertig werden, dass ich noch lebe. Das ist nun meine Aufgabe, Tag für Tag. Jeder Tag ist eine Anstrengung, eine Arbeit an und mit mir. Das sagt und liest sich so leicht - doch niemand begreift wirklich, was es bedeutet. Opfer sind lebenseinsam. Weil sie nicht mehr haben, was alle anderen haben, die Selbstverständlichkeit des Seins."[33]

Dennoch ist es unerlässlich dem Opfer zu signalisieren, dass Sie ihm glauben - das ist die Basis für alles Weitere.

Wenn Ihnen Opfer von ihren Erlebnissen berichten, dann rechnen Sie damit, dass die Wahrheit noch schlimmer ist, dass aus Scham oder um die Umgebung nicht mit der ganzen Wahrheit konfrontieren zu müssen, manches verschwiegen wird.[34] Im Gegensatz zu den Tätern, die praktisch alle lügen und verleumden, erfinden die leidenden Opfer ihre Geschichten nicht[35] - selbst wenn sich Einzelheiten ihres Berichts widersprechen oder sie Aussagen später wieder zurücknehmen. „Wenn der Täter eine bekannte und geliebte Person ist, ist eine solche Reaktion möglicherweise ein Versuch, diese Person zu schützen. Zu bedenken ist auch, dass es unter der Last traumatischer Erlebnisse zu psychotraumatischen Störungen kommen kann, so dass die Betroffenen Gedächtnislücken haben."[36]

Aber Achtung: Das alles kann Sie auch überfordern. Sich auf Opfer einzulassen kann Ihnen alles abverlangen. Versuchen Sie nicht über die Grenzen Ihrer eigenen Belastbarkeit hinaus zu helfen, damit nützen Sie auch den Opfern nicht. Stellen Sie daher auch für sich selbst sicher, dass Sie ausreichend Unterstützung durch erfahrene Experten haben.[37]

Es kann Ihnen auch passieren, dass Sie trotz allen guten Willens und unter Einhaltung aller hier genannten Punkte einem Opfer nicht helfen können, dass es Ihre Unterstützung nicht annehmen möchte. Das hat meistens wenig mit Ihnen zu tun. Vielleicht lösen Sie aber (auf welche Weise auch immer) im Opfer eine Erinnerung an den Täter und damit - ungewollt - eine heftige Reaktion aus. Bitte akzeptieren Sie das. Jedes Opfer muss seinen individuellen Weg gehen. Wer zum Umfeld eines Opfers gehört, muss dies zulassen und unterstützen - auch wenn dies bedeutet, ihm gerade nicht aktiv helfen zu können. Der Umgang mit Opfern erfordert unglaubliche Sensibilität und großes Einfühlungsvermögen. Sie wissen schon: Ohne externe Hilfe …

Zentral für Opfer von sexuellem Missbrauch ist selten die „Vernichtung“ oder der Ruin des Täters, zuweilen ist es ihnen nicht einmal wichtig, ob er bestraft wird. Wichtig ist ihnen meistens in erster Linie, dass ihr Schicksal anderen erspart bleibt, dass sich die Tat nicht wiederholt und dass das ihnen zugefügte Unrecht anerkannt wird.[38]

4.9 Groomingopfer – die verborgenen Opfer

Rechnen Sie damit, dass es in Ihrer Organisation neben jenen Opfern, welche die ganze Missbrauchsabfolge in allen ihren Dimensionen erleben mussten, noch weitere Opfer gibt. Opfer, die verborgen bleiben, Opfer, die weiterhin schweigen. Wir reden hier von jenen, die sich in einer frühen Phase der Missbrauchskette zur Wehr setzen konnten und von denen der Täter dann doch abgelassen hat, bevor es zum tatsächlichen Missbrauch gekommen ist. Diese werden vom Täter gezielt ausgegrenzt, verlieren oft ihr soziales Lebensgefüge und sind so zumindest mittelbare Missbrauchsopfer (siehe auch Seite 37). Von diesen Menschen erfährt zumeist niemand, selbst wenn der Täter entlarvt wird. Zu sehr liegt der Fokus auf den „tatsächlichen“ Opfern. Den anderen ist ja nicht „wirklich“ etwas passiert.

Deutlich erkennen Groomingopfer den Unterschied zwischen einem „tatsächlichen“ Missbrauch und dem, was ihnen geschehen ist. Dennoch ist auch ihnen viel passiert, auch sie wurden durch den Täter geschädigt und in ihrem Lebensweg eingeschränkt, z. B. wenn sie aufgrund der ersten Versuche des Täters eine Gruppe verlassen, ein Hobby aufgeben. Achten Sie (mithilfe externer Experten) darauf, dass auch diese Menschen als Opfer anerkannt werden und die Möglichkeit erhalten, sich zu melden und Hilfe zu erfahren.

- Jede und jeder kann Opfer werden.
- Ein Opfer ist für seine Situation niemals verantwortlich.
- Interpretieren Sie jenes Verhalten, das Opfer im Zusammenhang mit sexuellem Missbrauch entwickeln, immer als Folge des Missbrauchs und niemals als dessen Ursache.
- Das Leiden des Opfers hört nach der Aufdeckung von Missbrauch nicht auf.
- Opfer müssen zu 100% als Opfer anerkannt werden, nur so können Sie sekundäre Victimisierung vermeiden.
- Opfer müssen unbedingt vor dem Täter und Menschen, die diesen unterstützen, geschützt werden.
- Jedes Opfer muss seinen individuellen Weg der Aufarbeitung gehen.
- Hüten Sie sich davor (so gut Sie es auch meinen mögen), irgendetwas ohne Zustimmung des Opfers zu tun.
- Opfer erzählen meist nur einen kleinen Bruchteil von dem, was ihnen angetan wurde.
- Akzeptieren Sie es, wenn ein Opfer nicht mit Ihnen arbeiten möchte.
- Auch Grooming-Opfer brauchen Unterstützung und Hilfe.

5 Die Organisation verstehen

In Ihrer Einrichtung ist es zu sexuellem Missbrauch gekommen. Sie haben mithilfe externer Experten die Schlüsselfrage geklärt, ob es sich um sexuelles Fehlverhalten oder um sexuellen Missbrauch handelt. Ist letzteres der Fall, haben Sie es nicht nur mit einem Täter und einem oder mehreren Opfern zu tun, sondern Ihre gesamte Organisation[1] ist betroffen.[2]

5.1 In welchen Einrichtungen geschieht Missbrauch?

Darauf gibt es eine klare und einfache Antwort: in allen. Es gibt keine Form menschlichen Zusammenlebens, in der es nicht schon zu Missbrauch gekommen wäre. Es gibt keine Einrichtung, die nicht grundsätzlich Ort einer Missbrauchstat werden könnte. Sie können nicht verhindern, dass es in Ihrer Einrichtung zu Missbrauch kommt, sie können es nur möglichst unwahrscheinlich machen (siehe hierzu auch Kapitel 10).

> Fallbeispiel:
> „Der katholische Pfarrer A. F. hatte jahrelang Kinder sexuell missbraucht. [...] Auch die tiefgläubigen Eltern schützten ihre Kinder nicht. [...] Die Knaben übernachteten regelmäßig im Pfarrhaus. Um die Kinder gefügig zu machen, drängte der Pfarrer die Kinder zu Alkoholkonsum oder überhäufte sie mit Geschenken. Der Pfarrer gehörte sozusagen zur Familie, war zudem Firmpate eines der Opfer und reiste mit der Familie in die Ferien, die Eltern quartierten den Jüngsten zusammen mit dem Pfarrer in einem Zimmer ein.“[3]

5.2 Missbrauch in den eigenen Reihen

Die Reaktionen und Dynamiken, die sich in einer Organisation ausbreiten, in der sexueller Missbrauch aufgedeckt wurde, sind vielschichtig und komplex. Rechnen Sie damit, dass Sie wahrscheinlich mit allen hier aufgezeigten Reaktionsmöglichkeiten konfrontiert werden. Diese können teilweise in einem Zusammenhang stehen, gleichzeitig oder auch nacheinander auftreten, es kann ebenso sein, dass sich ein Teil der Mitglieder in einer bestimmten Weise verhält, der andere völlig konträr dazu. In diesem ganzen Komplex sind Sie als Leiter immens gefordert, auch für Sie und Ihre Organisation wird daher externe Hilfe unerlässlich sein.

a. Institutioneller Schockzustand und Traumatisierung

Wird Missbrauch in den eigenen Reihen aufgedeckt, müssen Sie damit rechnen, dass sich Ihre Organisation nun in einem institutionellen Schockzustand befindet und ein entsprechend traumatisiertes Verhalten zeigt.[4] Die Erschütterung der Gruppe kann allerdings je nach Größe der Organisation und der Schwere des Missbrauchs variieren. Für viele oder alle Mitglieder bricht eine Welt zusammen: Wie konnte das geschehen? Wieso bei uns? Was haben wir getan oder verabsäumt, dass es bei uns zu Missbrauch gekommen ist?

Jahrelange, teilweise auch mühsame Aufbauarbeit der Gruppe kann durch einen Missbrauch mit einem Schlag infrage gestellt oder sogar vernichtet werden. Menschen verlieren Hoffnung und Visionen, sie werden desillusioniert und fühlen sich und ihre Ideale verraten. „Institutionen, die zum Tatort wurden, müssen nicht nur die Erschütterung ihres institutionellen Selbstbildes - das Gefühl, als Einrichtung versagt zu haben -, sondern auch die Erschütterung verarbeiten, dass der Täter/die Täterin durch sein/ihr strategisches

Vorgehen die institutionellen Abläufe und interne Kommunikation quasi kontrolliert hat und diese auch weiterhin bestimmt."[5] Auf diese Traumatisierung der Gruppe[6] reagieren die meisten mit Verdrängung und Verleugnung.

b. Verdrängung und Aggression gegen das Opfer

Rechnen Sie damit, dass nach der Aufdeckung von Missbrauch in Ihrer Organisation der Wunsch aufkommen kann, „normal" weiterzumachen, dass „business as usual" versucht wird. Dieser Verdrängungswunsch resultiert in den meisten Fällen daraus, dass sich die Mitglieder der Organisation für den Missbrauch mitverantwortlich fühlen oder zumindest fürchten, dass ihnen dies vorgeworfen werden könnte. Manche Organisationen sehen sich dabei ihrem guten Ruf mehr verpflichtet als dem Opfer.[7]

Aus diesen Gründen haben Mitglieder einer Organisation häufig ein starkes Interesse daran zu glauben, dass der Missbrauch nicht wirklich Grund für das Leiden der Opfer ist. Man will das Geschehene in seiner ganzen Tragweite nicht wahrhaben und stellt die Opfer als Verleumder dar oder beschuldigt sie zumindest der massiven Übertreibung.[8] Nicht selten reagieren Mitglieder der Organisation den Opfern gegenüber auch aggressiv und zweifeln an deren völliger Unschuld am Missbrauch.

c. Im Sog der Gruppe

Durch die Aufdeckung eines Missbrauchs in den eigenen Reihen gerät die Organisation in eine zuvor nicht gekannte und nicht für möglich gehaltene Sondersituation, die sie massiv überfordert. Auf diese Überforderung kann auch mit Rückzug reagiert werden. Für die meisten in Ihrer Organisation ist das eingetretene Ereignis nicht durchschaubar, sie verfügen nicht über die entsprechenden Informationen, kennen die Faktenlage (die bei sexuellem Missbrauch für Außenstehende generell meistens verworren und unklar ist) nicht genau und können folglich ihr Verhalten nicht entsprechend ausrichten. Viele treten daher zunächst in den Hintergrund, warten ab, beobachten, was andere tun (darunter vor allem die Leitung). Je nachdem, wie es denen ergeht, richten sie ihr eigenes Verhalten danach aus. Im Sog der Gruppe wird also für den Einzelnen das bestimmend, was andere tun.

Dieser „Versuch von Menschen, Probleme dadurch zu lösen, indem sie sich an anderen orientieren, von denen sie annehmen, dass diese über Problemlösungsfähigkeiten verfügen, und diese imitieren" wird vom Nobelpreisträger Thomas C. Schelling mit dem Begriff „vicarious problem solving" beschrieben, wobei er weiters folgert: „Damit kommt es zu einem ‚bedingten Verhalten', einem ‚contingent behaviour', das sich eben an dem orientiert, was an Verhalten anderer wahrgenommen wird. Eigenständige Problemlösungsansätze werden vernachlässigt."[9]

d. Spaltung der Gruppe

Es ist unbedingt damit zu rechnen, dass es als Reaktion auf Missbrauch in Ihrer Organisation zu einer Spaltung kommt. Einerseits weil die Mitglieder zum Teil völlig konträr auf das Geschehene reagieren: Die einen wollen lieber verdrängen und vergessen, andere fordern eine sofortige und gründliche Aufarbeitung, wieder andere ziehen sich zurück etc. Andererseits weil Täter und Opfer durch die Organisation einen weitgehend identen Freundeskreis hatten, in dem sich nun Spannungen ausbreiten, da manche in der Folge eher zum Täter, andere eher zum Opfer halten werden. Zwischen diesen Gruppierungen kann es dann zuweilen zu heftigen Konflikten kommen. Oft werden dabei jene angegriffen und verleumdet, die sich als erste klar und deutlich hinter die

Opfer stellen und über den Missbrauch nicht schweigen wollen: „Sie werden als Spielverderber ausgeschlossen, weil sie die Erinnerung an Unanständiges, Schambesetztes und Verdrängtes wach halten."[10]

5.3 Die besonderen Herausforderungen der Organisationsleitung

So vielfältig und komplex die Organisation auf vermuteten oder aufgedeckten Missbrauch reagieren kann, so eindeutig und klar muss die Leitung in ihren Handlungen sein. Sie ist der entscheidende Faktor, wie die Gruppe mit einer solchen Situation fertig wird. Sie bestimmt, ob, wann und wie externe Experten eingesetzt werden, und entscheidet darüber, wie mit deren Expertise umgegangen wird. Sie legt fest, wie vorgegangen werden muss, wie einzelne Sachverhalte zu sehen sind, welche Schlüsse gezogen werden, und definiert damit den Weg der Aufarbeitung und letztlich auch die Zukunft der Gruppe.

Bevor Sie als Leiter allerdings in irgendeiner Art und Weise agieren, müssen Sie unbedingt abklären, ob Sie bzw. (in größeren Organisationen) andere Mitglieder der Leitung in diesem Fall befangen sein könnten.

a. Mögliche Befangenheit der Leitung

Um sich der Beziehungsstrukturen innerhalb Ihrer Organisation bewusst zu werden, ist es ratsam, dass Sie sogenannte „Soziogramme" erstellen. Sie werden dazu eines für den Täter und je eines für die Opfer brauchen. Setzen Sie jeweils einen Namen in die Mitte eines Blattes Papier und zeichnen Sie durch Linien alle Beziehungen des Täters bzw. der Opfer ein. Wer gehört zur Familie, wer zu den Freunden von Täter und Opfern?

Ist der Täter ein Verantwortungsträger in Ihrer Einrichtung, müssen alle Leiter, die mit diesem eng und vielleicht sogar schon lange zusammengearbeitet haben, in der Aufarbeitung des Missbrauchs als befangen gelten. So kann ein derartiger Fall je nach Struktur und Größe der Einrichtung (vorübergehend) den sofortigen Rückzug der gesamten Leitung erforderlich machen, unabhängig davon, ob sich diese - etwa durch wesentliche Versäumnisse - etwas zuschulden hat kommen lassen oder nicht.

Denn Befangenheit verhindert einen unvoreingenommenen Zugang. Befangene Leiter neigen dazu, in Loyalität dem verdächtigen Mitleiter die Stange zu halten und den Opfern nicht zu glauben. Derartige Reaktionen geschehen oft unbewusst. Eine bestehende Befangenheit führt dazu, dass nur Teile des Gesamten gesehen werden, was aber von den befangenen Menschen selbst oft nicht wahrgenommen werden kann. Man ist davon überzeugt, vollkommenen Einblick zu haben, agiert jedoch eingeschränkt.

Die Aufarbeitung von Missbrauch muss durch Menschen erfolgen, denen von niemandem Befangenheit unterstellt werden kann. Wir wollen Ihnen einmal mehr den Hinweis auf unabhängige, externe Experten nicht ersparen. Nur diese sind ausreichend unabhängig, Ihnen und Ihrer Einrichtung helfen zu können: „Ebenso wenig wie eine Familie sich bei innerfamilialem Missbrauch ‚selbst therapieren' kann, können Institutionen die sexuelle Ausbeutung in den eigenen Reihen ohne eine Unterstützung durch unabhängige - außerhalb der institutionellen Hierarchie stehende - Beraterinnen und Berater bewältigen. (Externe) Supervisorinnen und Supervisoren, die die Arbeit betroffener Institutionen schon vor der Aufdeckung generell supervidierten, sind in der Regel keine geeigneten Fachkräfte, um mit der Einrichtung deren Traumatisierung zu bearbeiten, denn aufgrund der Zusammenarbeit sind sie selbst in die institutionelle Missbrauchsdynamik - wie auch immer - verstrickt."[11]

Fallbeispiel:
„In einem Jugendlager der Feuerwehr im Waldviertel ist Mitte Juli 2009 ein 13-jähriger Jungfeuerwehrmann sexuell missbraucht worden. Zwei Leiter und drei Mitglieder der Feuerwehrjugend eines Ortes im Bezirk Lilienfeld sollen daran beteiligt gewesen sein. Die fünf Beschuldigten werden jetzt angeklagt. Als Hauptverdächtiger gilt der 22-jährige Leiter der Jugendgruppe. Er soll die zweite Aufsichtsperson sowie die drei mitangeklagten Jugendlichen (15 und 16 Jahre) dazu angestiftet haben, den Buben sexuell zu missbrauchen. Die Angeklagten sollen ihm den Mund zugeklebt, ihn mit dem Kopf voran in einen Schlafsack gesteckt und diesen fest zugebunden haben, so die Anklage. Die Misshandlungen flogen auf, weil die beteiligten Burschen im Ort damit geprahlt hatten. Das 13-jährige Opfer erhielt psychologische Hilfe.“[12]

In diesem Sinn sollten in einer Organisation, in der sexueller Missbrauch aufgedeckt wurde, mögliche Befangenheitstatbestände mit den externen Experten abgeklärt werden. Wird eine mehr oder weniger große Befangenheit bei der Leitung festgestellt, kann es bei größeren Organisationen durchaus möglich sein, dass sich ein befangener Leiter zwar beim Missbrauchsfall ganz heraushält, ansonsten aber seine Funktion innerhalb der Organisation weiter ausübt. Bei nicht allzu großen Gruppen ist davon jedoch dringend abzuraten. Hier sollte sich der befangene Leiter bis zur vollständigen und umfassenden Klärung des Falles zurückziehen. Würden dadurch wesentliche Leitungskompetenzen vakant, ist es empfehlenswert, diese Funktionen mit internen oder externen Übergangsleitern zu besetzen. Auch eine solche Vorgehensweise kommuniziert (zu Recht), wie ernst die Organisation Missbrauchsfälle nimmt und dass es sich dabei nicht um Kleinigkeiten handelt.

b. Erste Schritte

Rechnen Sie damit, dass alles, was rund um die Aufarbeitung von sexuellem Missbrauch in den eigenen Reihen zu tun ist, Sie bis an die Grenzen Ihrer Belastbarkeit fordert. Denn es gibt dabei keine klaren Regeln, an die man sich halten kann. Es gibt keine Rezepte, jeder Fall ist anders gelagert und benötigt eine individuelle Zugangsweise. Dennoch gibt es einige Orientierungspunkte:

- Vielleicht haben Sie für Ihre Gruppe ein klares Präventivprogramm ausgearbeitet, in dem konkrete Handlungsanweisungen für eventuell auftretende Missbrauchsverdachtsfälle festgeschrieben sind - halten Sie sich daran!

- Vielleicht ist Ihre Gruppe aber auch Teil eines größeren Netzwerkes wie z. B. einer Pfarre. In diesem Fall gibt es detaillierte (diözesane) Handlungsanweisungen - halten Sie sich daran!

- Wenn nicht, dann suchen Sie sofort externe Experten und besprechen Sie mit diesen das weitere Vorgehen. Eine Liste mit Institutionen, die sich darauf spezialisiert haben, befindet sich am Ende dieses Buches (siehe Seite 146).

- Neben Experten in Bezug auf Missbrauch werden sie wahrscheinlich auch Organisationsexperten brauchen, Therapeuten, Experten in Krisenkommunikation, Juristen etc. Suchen Sie aber zuallererst erfahrene Missbrauchsexperten. Diese können ihnen meist auch Tipps geben, wo sie weitere Unterstützung erhalten. Und sparen Sie nicht am falschen Platz. Falsche Weichenstellungen in Missbrauchsfällen „kosten“ viel mehr als nur Geld.

- Verzichten Sie unbedingt auf Alleingänge, auch dann, wenn Sie meinen, alles selbst im Griff zu haben. Auch wenn das hart klingt: Der Versuch, einen Missbrauchsfall in der eigenen Gruppe selbst zu lösen, ist nicht mehr als überhebliche Selbstüberschätzung.

c. Klare Opferorientierung und Transparenz
Wie Sie bereits wissen, ist die Gefahr groß, eher den Täter als die Opfer zu unterstützen. Eine Organisation kann sehr schnell zur „Täterinstitution"[13] werden, selbst wenn dieser bereits enttarnt und aus der Gruppe ausgeschlossen wurde. Zuvor von ihm gesäte Intrigen bestimmen weiterhin das Verhalten einzelner Mitglieder. Hat er zu manchen auch noch Kontakt, wird er über diese versuchen, die Situation in der Einrichtung unter Kontrolle zu halten.[14] Die wahrscheinlich ohnehin schon vorhandenen Spaltungstendenzen in Ihrer Organisation können so noch verschärft werden.

Opferorientiertes Handeln muss aber von einer Gruppe in großer Einheit und mit Nachdruck erfolgen, sonst ist es wirkungslos oder sogar kontraproduktiv. Hier sind Sie als Leiter gefragt - je deutlicher Sie sich hinter die Opfer stellen und je mehr Sie jene unterstützen und ermutigen, die von vornherein im Sinne des Opfers handeln, desto eher kann Ihre Organisation eine gemeinsame, dezidiert opferorientierte Position entwickeln. Dies muss möglichst rasch nach Bekanntwerden der Vorfälle gelingen, andernfalls können sich bei den Mitgliedern bereits bestimmte Haltungen gefestigt haben, die sie oftmals nicht mehr ohne Gesichtsverlust ändern können. So kommt es zu einem verkrampften Beharren auf der eigenen Position, womit die notwendige Einheit in der Gruppe nur mehr schwer oder mit deutlichen Abstrichen hergestellt werden kann.

Das bedeutet auch, dass Sie diejenigen deutlich in die Schranken weisen müssen, die gegen die Opfer agieren oder versuchen, sich auf Kosten der Opfer in dieser Krise zu profilieren. So kann es etwa Menschen geben, die sich damit brüsten wollen, das Geschehen schon zuvor vorausgesehen zu haben („Ganz klar, dass das geschehen musste, so wie sich die aufgeführt hat ..."). Oder Menschen, die die ehemalige Position des Opfers nun für sich reklamieren wollen („Diese Position wäre immer schon mir zugestanden, aber sie hat sich dem ja so an den Hals gehängt, dass ich gar keine Chance hatte.").

In diesem Sinne müssen Sie als Leiter Sorge dafür tragen, dass in der Gruppe die nötige Klarheit in Bezug auf die Auswirkungen von Missbrauchsdynamiken herrscht, dass die Aufarbeitungs-Prozesse in der Organisation durchschaubar sind und die Täter - jedenfalls dann, wenn es sich um Entscheidungsträger handelt - klar genannt werden.[15]

d. Mögliche Fallen

Sie können als Leiter nur ganz auf Seiten der Opfer stehen oder gar nicht. Der Versuch, irgendwie einen Mittelweg zu gehen, bedeutet, sich von den Opfern abzuwenden. Das wird nicht nur Sie, sondern auch Ihre Organisation ins sichere Scheitern führen. Jede Organisation hat eine Schutzfunktion für ihre Mitglieder, denn nur dadurch ist Vertrauen in die Gruppe und innerhalb der Gruppe möglich. Unterstützt die Organisation den Täter, indem sie nicht voll und ganz hinter dem Opfer steht, wird diese wesentliche Funktion einer Gruppe nicht mehr wahrgenommen. Als Folge beginnen die Mitglieder damit, sich selbst zu schützen, was zu Rückzug, Isolation, Misstrauen, Verdächtigungen und letztlich zur Zerstörung der Organisation führt. Dorothee Sölle nennt den irreführenden Versuch, aus einer falsch verstandenen Toleranz heraus zwei inkompatible Wege gleichzeitig gehen zu wollen, die „Sowohl-als-auch-Falle."[16]

Gestehen Sie sich selbst zu, dass Sie als Leiter mit einer solchen Situation auch überfordert sein können. Oft sind gerade Leiter hin- und hergerissen zwischen dem verlockenden Versuch, einfach weitermachen zu wollen, „business as usual" zu betreiben, und einer tiefen Frustration im Erahnen, dass sie, die die Gruppe in die Krise geführt bzw. diese nicht verhindert haben, nun praktisch nichts zu ihrer Aufarbeitung beitragen können. Oder aber sie verschätzen sich und glauben, die Situation „eh" im Griff zu haben. Das birgt allerdings die Gefahr in sich, dass die Aufarbeitung des institutionellen Schocks vernachlässigt wird und die Gruppe in der dadurch ausgelösten Erstarrung stecken bleibt. Nehmen Sie externe Hilfe in Anspruch. Das gilt nicht nur für den Umgang mit Täter und Opfer(n), sondern auch mit Ihrer Organisation.

Durch Missbrauch wird unermessliche und lang anhaltende Zerstörung angerichtet. Natürlich sind es in erster Linie die Opfer, die besonders leiden, aber auch die Gruppe wird dadurch schwer getroffen. Sie ist gedemütigt, zutiefst verunsichert, wahrscheinlich auch dezimiert. Eine entsprechende Heilung - auch die der Organisation - braucht Zeit. Vorwärtsstrategien nach dem Motto „Wir lassen das alles hinter uns und geben jetzt so richtig Gas!" wären nun völlig verfehlt.

5.4 Bewältigung ist möglich

Eine Bewältigung der Missbrauchserfahrung innerhalb einer Organisation ist möglich. Allerdings braucht diese ein förderliches Umfeld und viel Zeit. Die Aufarbeitung eines solchen Ereignisses ist ein lang andauernder Prozess für alle direkt und indirekt Betroffenen. Haben Sie daher mit Ihrer Organisation, aber auch mit sich selbst Geduld. Institutionen, die mit der Aufdeckung sexuellen Missbrauchs konfrontiert sind, müssen damit rechnen, dass sich dadurch alles ändert.

Entscheidend als Basis für einen Neuanfang ist:

- der professionelle Umgang in der Aufarbeitung des Missbrauchsfalles
  - kompromisslose Opferorientierung
  - Aufbau von Vertrauen durch Transparenz und Nachvollziehbarkeit
- ein klares Statement der Organisation zu den Vorfällen
  - unmissverständliche Deutungen (Diagnose) bereitstellen und durchsetzen
  - Richtung vorgeben
- die Beantwortung der Frage: „Wie konnte es dazu kommen?"
  - Durchführung von Maßnahmen, um strukturelle Fehlentwicklungen, die ein missbrauchsförderliches Klima begünstigt haben, zu verändern
    - Aufbau- und Ablauforganisation, Verhalten, Motivation, Identifikation
    - Normen: geschriebene und ungeschriebene Regeln
    - Organisationskultur
- als Organisation daraus zu lernen
  - Informationen/Schulungen anbieten im Sinne einer Beteiligung der Betroffenen
  - Präventionsprogramm entwickeln
  - Motivation zum Neubeginn
  - Beteiligung möglichst vieler durch Einbeziehung fördern
- die regelmäßige Analyse der Entwicklung
  - Zwischenbilanzen ziehen
  - Bearbeitung von Widerständen und Konflikten
  - Rollende Planung unter Berücksichtigung der konkreten Entwicklungen
  - sorgfältige Auswahl der Schlüsselpersonen
  - kritische Würdigung der Entwicklungen[17]

Die Heftigkeit[18] des Missbrauchs-Ereignisses und des Schocks allein ist kein Indikator dafür, wie eine Institution die Krise in der Folge verarbeiten wird. Auch Gruppen, die durch besonders schweren Missbrauch gegangen sind und bei denen zentrale Verantwortungsträger darin involviert waren, konnten diese Erfahrungen - nach einer angemessenen Zeit der Aufarbeitung - sogar als Basis für eine Neuausrichtung nutzbar machen und integrieren.[19] Damit kann aus der scheinbar heilen Welt, deren Illusion durch die Aufdeckung zerstört wurde, eine tragfähige neue und ehrliche Basis gewonnen werden. Dazu bedarf es aber fundamentaler Umkehr und Neubesinnung und das setzt eine tiefe Betroffenheit und große Flexibilität voraus. Wer sich zu sehr an das Alte klammert, der wird in diesem Neuaufbruch keinen Platz finden.

5.5 Als Organisation mit der eigenen Schuld umgehen

Zur Bewältigung einer Missbrauchstat in den eigenen Reihen gehört auch dazu, sich als Organisation die Mitschuld am Geschehenen einzugestehen und damit umgehen zu lernen.

Nicht selten richtet sich die Wut des Opfers im Zuge der Aufarbeitung nicht nur gegen den Täter, sondern auch gegen die Organisation, vor allem dort, wo Leitungsverantwortliche mit dem stattgefundenen Missbrauch nicht professionell umgehen und es zu einer sekundären Victimisierung kommt. Opfern wird so von der Organisation das vorenthalten, was sie gerade in der schwierigen Situation nach Aufdeckung des Missbrauchs von der Organisation brauchen würden. Eine solche gegen die Organisation gerichtete Opferreaktion zeigt sich auch dann, wenn die Gruppe zwar offiziell opferorientiert handelt, einzelne Mitglieder dies jedoch nicht tun.

Doch selbst dort, wo keine sekundäre Victimisierung der Opfer betrieben wird, bleibt dennoch die Tatsache bestehen, dass Missbrauch innerhalb des spezifischen sozialen Settings der Organisation stattgefunden hat. Das Argument, man hätte im Vorfeld ohnehin alles getan, um Missbrauch zu verhindern, wird durch die Tat selbst ungültig. Auch wenn die Organisation Präventionsprogramme etabliert hat und darin viel investiert worden ist - es bestehen darin offensichtlich entscheidende Lücken.

In vielen Fällen steht unzweifelhaft fest, dass gerade durch das „Versagen von Institutionen und ‚Systemen', in denen die Opfer lebten und versuchten zu sprechen"[20] der Täter in seiner Handlung unterstützt wurde. Der Versuch also, das Geschehene als Verfehlung Einzelner von der Organisation fernzuhalten und Opfer mit ihrer Anklage direkt an den Täter zu verweisen, greift eindeutig zu kurz. Aus diesem Grund sind jene Vorwürfe des Opfers, die sich an die Organisation richten, durchaus berechtigt. Eine Organisation wird zwar unter stattgefundenem Missbrauch in ihren Reihen zu leiden haben und sich auch selbst als „Opfer der Geschehnisse" wahrnehmen, dennoch repräsentiert sie für die Opfer auch das System, in dem sie missbraucht wurden und das von ihnen nun dafür angeklagt wird. Mit dieser Doppelrolle kommen Organisationen - gerade im ersten Schock der Aufdeckung - oft nur sehr schlecht klar.

Für die Opfer kommt es jedoch entscheidend darauf an, wie die Organisation auf diese Anschuldigungen reagiert. Klaus Mertes geht davon aus, dass es für die Organisation wichtig ist, nicht defensiv abzuwehren, sondern sich mit den Augen der Opfer neu sehen zu lernen: „Was sehe ich im Spiegel der Opfer? Zunächst sehe und höre ich eine Anklage. Die Opfer setzen die Institution auf die Anklagebank."[21] Die Frage ist, ob die Institution die dafür nötige Betroffenheit und Demut aufbringt „und so hässliche Begriffe wie ‚Täterseite' oder ‚Sünderin' zulässt, um sich selbst zu beschreiben und beschreiben zu lassen."[22]

Soll allerdings das Geschehene im Sinne des Opfers, aber auch im Sinne der Organisation bewältigt und aufgearbeitet werden, muss sich die Organisation ihre Mitschuld eingestehen und in Folge alles dafür tun, sich nicht im Versuch einer instinktiven Selbstverteidigung faktisch gegen die Opfer zu stellen. Die Organisation ist dazu aufgerufen, einen Weg zu beschreiten, der Opfern ihr gegenüber schließlich Vergebung ermöglichen kann - auch wenn das ein langer und mühevoller Prozess sein sollte. Genau das erwarten sich Opfer: „Die Opferseite erwartet eine Mühe von der Täterseite [...]"[23] und Mühe von der Organisation. Dass Täter ihr Verhalten einsehen und bereuen, ist zwar zu hoffen, für Opfer aber kaum zu erwarten. Anders verhält es sich mit der Organisation. Von dieser erwarten sich die Opfer Einsicht und Reue. Sie bestehen geradezu darauf und sind wütend oder zumindest maßlos enttäuscht, wenn sie spüren, dass ihre Erwartungen unerfüllt bleiben.

5.6 Besondere Gefahren in christlichen Organisationen

Christliche Gruppen sind besonders gefährdet, von Missbrauchstätern ausgewählt zu werden. Gerade die positiven und wertvollen Aspekte christlicher Gruppen (wie z. B. die Nähe der Menschen zueinander, die ausgeprägten Vertrauensbeziehungen und der oft sehr persönliche Austausch) sind es, die solche Organisationen für Täter reizvoll machen. Nicht selten neigen christliche Gruppen dazu, Missbrauch als ein Problem von „da draußen" wahrzunehmen. Es erscheint unvorstellbar, dass ein Christ, jemand, der sich um Nachfolge bemüht, jemand, der regelmäßig zum Gottesdienst kommt,

Eucharistie feiert, zur Beichte geht, kurz: ein intensives geistliches Leben führt, ein Missbrauchstäter sein könnte. Die aufgedeckten Missbrauchsfälle konfrontieren jedoch schonungslos mit der Wahrheit: Er kann.

Daneben hegen Mitglieder christlicher Organisationen gerne die pseudo-spirituelle Hoffnung, dass Gott eingreift und irgendwie alles plötzlich wieder so wird, wie es vor dem Missbrauchserlebnis war. Auf der Leitungsebene ist dies die Hoffnung, Gott würde als „Deus ex machina" alles in Ordnung bringen, ohne dass man die auftretenden schwierigen Entscheidungen und unangenehmen Konsequenzen selbst tragen muss. So gut und notwendig die Hoffnung auf Gottes Eingreifen ist und sosehr es das Gebet braucht, um die Verkrampfungen nach Missbrauchserlebnissen lösen zu können, es ist immer auch ein nüchterner Eigenbeitrag zur Lösung derartiger Situationen nötig.

Eine weitere Besonderheit ist, dass gerade in christlichen Gruppen das Gut der Einheit entsprechend der biblischen Forderung, die „Einheit des Geistes" zu wahren (Eph 4,3) und „untereinander eines Sinnes" zu sein (Röm 12,16) besonders hochgehalten wird. Diese Aufforderung zur Einheit (im Gegensatz zur Spaltung) wird allerdings nicht selten insofern missgedeutet, als „im Sinne der Einheit" Konflikte und Spannungen unter den Teppich gekehrt werden, um eine heile Welt vortäuschen zu können. Wenn ein Missbrauchsopfer auftaucht, wird diese „heile Welt" plötzlich infrage gestellt. Dann ist plötzlich eine Situation gegeben, die so gar nicht sein darf: nämlich Konflikt, Unruhe, Verzweiflung, Unsicherheit etc.

Wahre Einheit muss jedoch immer wieder mühsam errungen werden, indem den bestehenden oder auftretenden Bedrohungen der Einheit nachgegangen wird und diese durchgearbeitet und auch durchgelitten werden.

Aufklärung bei Missbrauch spaltet

Wird Missbrauch in einem sozialen Gefüge (in einer Familie, in einer Schule, in Gemeinden, Orden etc.) aufgedeckt, ist damit eine schmerzliche Wahrheit verbunden, die die ganze Gruppe betrifft:

„Die Sünde Einzelner ist nicht nur ein Geschehen zwischen zwei Subjekten, sondern sie verändert das Beziehungsgefüge in einem ganzen System. Sie kontaminiert die ganze Familie, die ganze Schule, die ganze Gemeinde. Diese Erkenntnis zuzulassen tut sehr weh, gerade wenn man mit dem System identifiziert ist, wenn man also die eigene Familie oder die Kirche liebt." In diesem Zusammenhang fühlt sich die gesamte Institution leicht selbst als Opfer, „entweder gemeinsam mit den Missbrauchsopfern als Opfer der Täter, oder als Opfer der Aufklärung und dadurch letztlich als Opfer der Opfer [...]." Die Frage, wie man den Missbrauch wertet, aber auch, wie man im Lichte des Missbrauchs die Organisation sieht und wie diese nun gerade dem Täter, aber auch den Opfern gegenüber agieren müsste, weist erhebliches Spaltungspotenzial auf. Diese mögliche Spaltung sollte allerdings niemals der Grund dafür sein, von der umfassenden Aufarbeitung des Missbrauchs Abstand zu nehmen und die Opfer sich an der Trägheit und am Widerstand der Gruppe schließlich totlaufen zu lassen. Eine solche Spaltung steht nicht gegen die Einheit, sie ist vielmehr ein unverzichtbarer Dienst an der Einheit. „Deswegen kann die Einheit - bei aller gebotenen Klugheit - letztlich nicht der Grund sein, die Spaltung zu unterlassen, die als Risiko mit dem Aufdecken der Wahrheit immer verbunden ist. Die Einheit kann nicht durch Stillstand gewahrt werden, sondern nur durch Weitergehen in die ganze Wahrheit."[24]

- Keine Organisation ist vor Missbrauch gefeit.

- Nicht nur Täter und Opfer, sondern auch die Gruppe, in der sexueller Missbrauch stattgefunden hat, ist davon betroffen, leidet und muss betreut werden.

- Rechnen Sie mit vielschichtigen, teilweise einander widersprechenden Reaktionen und somit auch mit Spaltungstendenzen innerhalb Ihrer Organisation.

- Überprüfen Sie genau, ob Sie als Leiter befangen sind. Richten Sie Ihr Handeln danach aus.

- Ziehen Sie für Ihre Organisation, aber auch für sich selbst unbedingt professionelle externe Hilfe hinzu.

- Leben Sie Ihrer Organisation aktiv und bestimmt Opferorientierung vor.

- Hüten Sie sich davor, einen Zwischenweg gehen zu wollen.

- Gestehen Sie sich selbst zu, dass Sie mit dieser Situation überfordert sein können.

- Haben Sie Geduld: Der Heilungsprozess nach erfolgtem Missbrauch braucht Zeit – auch für die Organisation.

- Seien Sie darauf vorbereitet, dass sich durch Missbrauch in Ihrer Institution alles ändern wird.

6 Menschen im Umfeld verstehen

In Ihrer Einrichtung ist es zu sexuellem Missbrauch gekommen. Sie haben nun in Ihrer Einrichtung einen Täter und Opfer, zusätzlich ist Ihre Organisation betroffen. Neben der Gruppe als Ganzes müssen aber auch die kleineren Teilgruppen sowie einzelne Menschen und deren individuellen Bedürfnisse berücksichtig werden. Die Reaktionen dieser einzelnen Teilgruppen oder Menschen sind natürlich eng mit den jeweiligen Gruppendynamiken verbunden. Sie beeinflussen sich gegenseitig.

6.1 An welche Menschen bzw. Teilgruppen ist zu denken?

Wird sexueller Missbrauch in den eigenen Reihen aufgedeckt, haben Sie es innerhalb Ihrer Einrichtung mit einem hochkomplexen System unterschiedlicher Betroffenheit zu tun. Je nach Intensität der Beziehung zum Täter bzw. zu den Opfern sind die einzelnen Teilgruppen bzw. Gruppenmitglieder mehr oder weniger betroffen. Seien Sie sicher: Niemand in Ihrer Einrichtung wird vom Ereignis des sexuellen Missbrauchs unberührt bleiben.

Neben Täter und Opfer werden am direktesten deren jeweiligen Familien (Eltern, Geschwister, Kinder ...) vom Missbrauch betroffen sein. Möglicherweise sind einige von ihnen ebenfalls Mitglieder Ihrer Organisation. Ähnliches gilt für den jeweiligen engen Freundeskreis.

a. Das Leiden der Angehörigen und Freunde der Opfer
Für die Familien und engen Freunde der Opfer stellt die Aufdeckung von sexuellem Missbrauch an einem von ihnen

geliebten Menschen eine enorme Belastung dar.[1] Besonders die Eltern der Opfer machen sich oft schwere Vorwürfe und leiden unter massiven Schuldgefühlen, da es meistens sie selbst waren, die ihre Kinder dem Täter anvertraut haben. Diese Schuldgefühle sind umso größer, wenn die Eltern den anfänglichen Widerstand ihrer Kinder gegen den Täter nicht realisiert und sie vielleicht sogar dazu überredet haben, den Kontakt weiter zu pflegen.

> Fallbeispiel:
> Thomas (40), HIV-positiv, über seine „Beziehung" zu Daniel (8): „Die Mutter hat per Annonce jemanden für die Kinderbetreuung gesucht - einfacher geht's nicht. Sie weiß natürlich nichts davon, aber der Junge genießt das. Alles einvernehmlich, natürlich."
> Mutter von Daniel, der seit vier Jahren von Thomas betreut wird: „Das kann nicht sein, ich kenne den Thomas schon lange, und auch gut. Der würde so was nicht tun."[2]

Zusätzlich ist es für viele Familienangehörige und enge Freunde ein Schock, dass sich das Opfer ihnen nicht schon früher anvertraut hat, sind doch „viele Mütter und Väter ‚felsenfest' davon überzeugt, dass ihr eigenes Kind ‚garantiert nicht betroffen ist'. ‚Meine Tochter/mein Sohn hätte mir das erzählt!' Sie können sich nicht vorstellen, dass viele [...] Opfer sexueller Ausbeutung aufgrund gezielter Drohungen des Täters/der Täterin sich ihren Müttern und Vätern nicht anvertrauen und allenfalls über beobachtete Gewalterfahrungen gegen andere Kinder sprechen."[3] In diesem Sinn können Familienangehörige von Opfern selbst zu Opfern werden. „Ihnen wird durch die Tat ein großer Schmerz zugefügt. Für manche Eltern ist es, als wären sie selbst missbraucht worden."[4]

Vor allem im Bereich der Familienangehörigen und engen Freunde (aber ebenso in den anderen Teilgruppen) kann es auch „Zeugen“ des Missbrauchsereignisses geben. Oft geraten diese ebenfalls in die Fänge des Täters, werden von ihm bedroht und damit zum Schweigen gebracht. Sie werden dadurch zu „Coabhängigen“[5]. Um sich selbst zu schützen bzw. um selbst überleben zu können, schweigen auch sie oft über eine lange Zeit hinweg.

b. Das Leiden der Angehörigen und Freunde des Täters

Familienmitglieder und enge Freunde des Täters leiden ebenfalls massiv unter dem Geschehenen. Ein ihnen besonders nahestehender Mensch hat andere missbraucht. Damit stürzt das Bild einer heilen Welt zusammen.

Auch Menschen dieser Teilgruppe werden in der Literatur als „sekundäre Opfer des Täters“[6] bezeichnet. Die Aufdeckung der Tat bringt sie in eine sehr schwierige Lage. Nach einem wahrscheinlich ersten Schock werden sie aufgrund ihrer familiären oder freundschaftlichen Beziehung dem Täter gegenüber loyal sein wollen. Verständlich ist daher, dass sie die Vorwürfe des Opfers stark anzweifeln oder dahinter zumindest eine massive Übertreibung vermuten.

Hinzu kommt die Befürchtung, als Nahestehende für den Missbrauch mitverantwortlich zu sein bzw. gemacht zu werden. Ob von außen explizit geäußert oder nicht, Familienangehörige und enge Freunde fühlen sich in einer solchen Situation mit verschiedenen Vorwürfen konfrontiert: „Da muss man auch die Ursachen bei den Eltern suchen. Sie haben wohl in der Erziehung versagt. Bestimmt haben sie schon lange davon gewusst und das gedeckt.“ – oder gegenüber der Ehefrau bzw. Partnerin: „Wahrscheinlich hat er bei ihr nicht bekommen, was er gebraucht hat, und musste es sich deshalb woanders holen ...“ Sollten tatsächlich solche Vorwürfe erhoben werden, dann muss dem entschieden entgegengetreten werden, denn das gebietet der Schutz der sekundären Opfer. In den allermeisten Fällen sind solche und ähnliche Vorwürfe völlig haltlos: Die Eltern des Täters, seine Partnerin, seine Geschwister etc. sind genauso überrascht und wurden benutzt und irregeführt wie alle anderen.

Fallbeispiel:
Eine 42-jährige Trainerin einer Handballmannschaft hatte ein Verhältnis mit einem 13-jährigen Buben aus dem Sportverein. „Die Frau lernte den Buben beim Training kennen. Der Vater des Schülers - er lebt getrennt von der Mutter seines Sohnes - erfuhr von der Situation und erstattete Anzeige [...]. Mittlerweile wurde aber auch bekannt, dass der 13-Jährige und die 40-jährige Trainerin zusammen wohnen - im Haus der Mutter des Buben."[7]
Inzwischen ist das Strafverfahren abgeschlossen, es kam zu einer auf 22 Monate befristeten bedingten Verurteilung der Trainerin. „Die gesetzliche Bestimmung ziele nicht darauf ab, jemanden ‚in seinem Recht auf sexuelle Selbstverwirklichung' zu beschränken, sondern solle lediglich Kinder und Unmündige vor Erwachsenen schützen, hatte Hauser [der Staatsanwalt, Anm.] bereits in seinem Eingangsvortrag betont. Die Geschlechtsreife von Zwölf- oder 13-Jährigen sei zwar oft schon weit fortgeschritten, die mentale Reife und die Urteilsfähigkeit kämen aber erst später dazu. Dass der damals 13-Jährige seine Einwilligung zum Geschlechtsverkehr gegeben habe, sei ‚daher komplett belanglos'."[8]

Trotz ihrer Liebe und Unterstützung für ihren Sohn/Partner/Freund müssen diese Menschen auch sich selbst als seine (sekundären) Opfer sehen lernen und sich damit bewusst auf die Seite der Opfer und ihrer Angehörigen und Freunde stellen. Sie alle befinden sich durch die Missbrauchstaten gewissermaßen in einem Boot! Tun sie das nicht, bilden sie oft den harten Kern einer gegen die Opfer gerichteten „Täterlobby"[9], die sich für den Täter stark macht. Ein solches Verhalten hat dramatisch negative Konsequenzen, weil es zum Kampf von Opfern verschiedener Dimensionen gegeneinander führt. Im Zuge dieser Auseinandersetzung weisen sich primäre und sekundäre Opfer gegenseitig bestimmte Schuldanteile am Missbrauchsgeschehen zu. Damit treten die Taten des Täters in den Hintergrund, womit dieser den Druck und die Chance auf eine tiefgreifende Änderung seines Lebens verliert.

Wollen die engen Bezugspersonen des Täters wirklich opferorientiert handeln bzw. wird dies von ihnen eingefordert, muss man sich bewusst sein, dass dies für sie ein immens schwieriger Spagat ist: Einerseits müssen sie dazu die Taten vollinhaltlich und ohne faule Kompromisse entschieden und nachhaltig verurteilen und auch dem Täter gegenüber keinen Zweifel daran lassen, dass in dieser Hinsicht Ausflüchte und Beschönigungen nicht toleriert werden. Sie müssen lernen, sich als (sekundäre) Opfer des Täters zu sehen, und erkennen, dass sie gemeinsam mit den Missbrauchsopfern und deren Angehörigen auf der Opferseite stehen. Andererseits sind sie gefordert, dem Täter jene Unterstützung und Hilfe zu geben, die ihm - auf einem sicherlich harten Weg - eine Umkehr ermöglichen.

Dafür brauchen Eltern, Verwandte und Freunde des Täters kompetente Unterstützung - in erster Linie durch externe Experten, aber auch durch die Organisation: „Ganz entscheidend ist es, dass die anderen Mitglieder der Gemeinde die Angehörigen des Täters nicht fallen lassen, sondern gerade in dieser Situation, ohne aufdringlich zu sein, auf sie zugehen, sie stützen und, soweit die Angehörigen bereit sind dafür, auf die Vorgänge zu sprechen kommen."[10]

c. Die Betroffenheit der Peergroup

Aufgrund verschiedener Beziehungsstrukturen innerhalb der Organisation ist auch die jeweilige Peergroup, also der enge Freundeskreis von Täter und Opfern vom Missbrauch betroffen.

Wurde einer solchen Peergroup durch die Aufdeckung des Missbrauchs und den darauffolgenden Ausschluss des Täters aus der Organisation eine geliebte Bezugsperson genommen, neigt auch diese Gruppe dazu, den Missbrauch nicht zu glauben. Sie reagiert wütend, vor allem denjenigen gegenüber, die den Missbrauch öffentlich machten und damit ihre scheinbar heile Welt zum Einsturz brachten. Gerade diese Menschen argumentieren in Bezug auf das Opfer (oft verdeckt) besonders kritisch. Aber auch die Peergroup der Opfer braucht Unterstützung, um das Geschehene aufzuarbeiten. Aus diesen Gründen ist es unerlässlich, mit diesen Teilgruppen intensiv zu arbeiten und ihnen ein Verstehen der Missbrauchsdynamik zu ermöglichen.[11]

Freunde, Kollegen und/oder Mitarbeiter können in diesen Peergroups enthalten sein, es gibt aber auch weiter am Rand stehende Personen, die vielleicht wenig bis kaum direkten Kontakt mit Täter und Opfer(n) haben - das heißt aber nicht, dass sie vom Missbrauch unberührt bleiben.

d. Die am Rande Betroffenen

Auch die nur am Rande vom Missbrauch Betroffenen müssen Sie in der Aufarbeitung berücksichtigen. Je nach Persönlichkeit und Art der Betroffenheit ist hier mit unterschiedlichen Reaktionen zu rechnen.

So kann sich bei diesen Menschen zum Beispiel Neugier und Sensationslust einstellen oder es kommt zu einem diffusen Fatalismus (im Sinn von: „Man wird nie genau wissen, was wirklich geschehen ist, und man wird das nicht aufarbeiten können, jetzt ist eh schon alles wurscht, pfeif drauf!“), manche verfallen in Frustration oder Depression. Wieder andere, insbesondere selbsternannte „Hobbypsychologen“ und im Bereich des Missbrauchs „Halbgebildete“, versuchen sich einzubringen und mitzuhelfen - oft mit den besten Absichten. Leider übersehen sie dabei, dass ihr Beitrag durch die bestehenden fachlichen und oft auch persönlichen Limitationen erheblich kontraproduktiv sein kann. Dennoch geben sie sich den Anschein, Bescheid zu wissen, und finden wiederum andere, die ihnen darin folgen. Sie sind also geneigt, die Krisensituation als Gelegenheit und Plattform zur Selbstdarstellung zu nutzen, um zu bewerten und zu dozieren. Wieder andere beklagen sich bitter, nicht informiert zu sein und nicht genug zu wissen. Einige bilden informelle Gerüchteplattformen und geben unter dem Siegel der Verschwiegenheit Gerüchte weiter. Daneben wird es auch „Zaungäste“ geben, die einfach nur beobachten, was in der Organisation geschieht, ohne selbst in irgendeiner Weise aktiv zu werden.

Zusätzlich wird es auch in dieser Teilgruppe Menschen geben, die entweder für die Opfer oder für den Täter Partei ergreifen. Ebenso werden manche die ganze Sache verdrängen und einen großen Wunsch nach Normalität hegen.

6.2 Aufgaben der Leitung

Rechnen Sie damit, dass alle Menschen in Ihrer Organisation (und in der näheren Umgebung) spezifische und unterschiedliche Interessen, Bedürfnisse, Fragen und Nöte haben. Sie erwarten von Ihnen, dass Sie darauf eine Antwort haben.

a. Prioritäten setzen

Hierbei ist für eine gelingende Aufarbeitung, aber auch für Sie selbst wichtig, dass Sie Prioritäten setzen: Das Wichtige und das Richtige zuerst! Sie können und dürfen nicht die Ansprüche und Nöte aller einfach erfüllen. Manche davon werden Sie, um in rechter Weise mit dem Missbrauchsereignis umgehen zu können, ablehnen müssen. Manche Mitglieder werden Sie herausfordern und konfrontieren müssen. Dem Bedürfnis der Verdränger nach Ruhe, einem Zurück zur Tagesordnung, einem Leben wie zuvor beispielsweise werden Sie auf keinen Fall nachkommen dürfen.

b. Externe Hilfe heranziehen

Um mit all den Bedürfnissen und Zielen, Wünschen und Erwartungen umgehen zu können, werden Sie um eine erfahrene, externe Begleitung nicht herumkommen. Es kann durchaus sein, dass Sie für die verschiedenen Zielsetzungen unterschiedliche Berater brauchen werden: jemanden, der mit den Opfern arbeiten kann; jemanden, der in die Behandlung des Täters einsteigen kann; jemanden, der die Leitung begleitet; jemanden, der sie in Blick auf die Bedürfnisse der Organisation berät.

Wählen Sie die Experten auch entsprechend aus: Ein im Umgang mit traumatisierten Opfern erfahrener Therapeut muss noch nicht in der Lage sein, eine Organisation zu begleiten. Ein erfolgreicher Unternehmensberater muss Ihnen deswegen nicht auch schon Hilfe im speziellen Fall sexuellen Missbrauchs sein. Suchen Sie wirkliche Experten für das jeweilige Aufgabengebiet, halbe Lösungen führen hier nicht zum Ziel. Sorgen Sie außerdem für eine funktionierende Kommunikationsstruktur zwischen den einzelnen externen Beratern, aber auch mit Ihnen als Leitung der Organisation.

c. Informieren und Orientierung geben

Alle Menschen Ihrer Organisation brauchen vonseiten der Leitung klare Signale, wie sie mit dieser schwierigen Situation umgehen können und sollen. Nach einer kaum zu verhindernden Zeit des allgemeinen Durcheinanders muss die Leitung die Menschen dabei unterstützen, das Geschehene einordnen zu können. Dazu ist es wichtig, dass sie über die Besonderheiten von Missbrauchsdynamiken und Täterstrategien Bescheid wissen und ein Verständnis dafür entwickeln. Informieren Sie Ihre Mitglieder ausreichend und im Bedarfsfall auch mehrmals darüber.

Verlangen Sie von verantwortlichen Mitarbeitern, dass Sie in Bezug auf den Missbrauch mit Ihnen gemeinsam an einem Strang ziehen. Sosehr die persönliche Gewissensentscheidung eines jeden Menschen auch zu respektieren ist und so wenig in den meisten Fällen ein bestimmtes Verhalten eingefordert werden kann - in einer solchen Situation muss von der Leitungsebene ein gemeinsamer Weg gegangen werden. Ist das einem Mitarbeiter nicht möglich, müssen Sie Ihrer Gruppe und den Opfern zuliebe klare Konsequenzen ziehen. Dies kann Bildungsangebote ebenso umfassen wie das Angebot persönlicher Gespräche mit Experten. Wenn aber ein Mitarbeiter in einer so entscheidenden Frage wie der Beurteilung eines Missbrauchsfalls, nicht in der Lage oder gewillt ist, einen opferorientierten Weg mitzutragen, muss auch eine Trennung in Betracht gezogen werden. Denn wenn die Leitung der Gruppe in sich gespalten ist, kommt es zu Spaltungen und Parteiungen bis tief in die Gruppe hinein, die in einen oft sehr emotional geführten Kampf führen. Auf der Strecke bleiben dabei alle - und vorrangig die Opfer.

- Niemand in Ihrer Einrichtung wird vom Ereignis des sexuellen Missbrauchs unberührt bleiben.

- Rechnen Sie mit unterschiedlichen Betroffenheiten und Reaktionen.

- Kümmern Sie sich vor allem um die Angehörigen und engen Freunde von Opfern und Täter.

- Verlieren Sie aber auch die Peergroup sowie weiter am Rand Stehende nicht aus den Augen.

- Setzen Sie Prioritäten und überlegen Sie genau, welchen Bedürfnissen Ihrer Mitmenschen Sie nachkommen und welchen nicht.

- Organisieren Sie ausreichend externe Hilfe und sorgen Sie für eine gute Kommunikation zwischen diesen und Ihnen.

- Informieren Sie die Menschen Ihrer Einrichtung über Missbrauchsdynamiken und Täterstrategien.

- Geben Sie - gemeinsam mit den anderen Mitgliedern der Leitungsebene - einen klaren, opferorientierten Weg vor.

7 Externe Experten verstehen

Wenn Sie unserem unermüdlichen Hinweis gefolgt sind und erfahrene, externe Experten herangezogen haben, dann sind sie nun mit einem Urteil, mit Ratschlägen und Handlungsanweisungen konfrontiert.

7.1 Trauen Sie dem Expertenurteil

Wir möchten ein starkes Plädoyer dafür ablegen, dass Sie den externen Experten trauen, auch wenn Ihnen manches an deren Urteil unverständlich, vielleicht sogar unglaubwürdig vorkommt.

Messen Sie das Handeln der Experten niemals mit Ihren bisherigen Erfahrungen im Umgang mit Krisen und Konflikten. Nichts, was Sie bisher erlebt haben, wird Ihnen im Umgang mit sexuellem Missbrauch helfen.

Natürlich sollen Sie nicht einfach blind vertrauen. Gehen Sie jedoch davon aus, dass ausgewiesene Missbrauchsexperten aufgrund ihrer Ausbildung und Erfahrung Möglichkeiten haben, Missbrauch zu erkennen und die richtigen Schlüsse daraus zu ziehen, die Ihnen nicht offenstehen. Das Urteil eines Experten stellt eine Expertise dar, zu der dieser aufgrund seiner Fachkenntnis und seiner Arbeit an dem gegenständlichen Fall gelangt ist. Dieses Urteil ersetzt allerdings keine Missbrauchsschulung und es wird für Nichtexperten nicht möglich sein, dieses wirklich zu evaluieren. Viele Menschen meinen, in Fragen zwischenmenschlicher Beziehungen und Konflikte aufgrund ihrer Lebenserfahrung oder beruflicher Bildung selbst Experten zu sein. Im Normalfall mag dies stimmen. Bei Missbrauch ist es jedoch völlig anders.

In unserem Fall haben wir sehr rasch einen externen Experten beigezogen, jedoch seinem Urteil nicht getraut. Unser erster Eindruck war, dass er zu schnell zu einem eindeutigen Urteil gekommen wäre: Es war sexueller Missbrauch. Zudem hatte er zu diesem Zeitpunkt keinen direkten Kontakt mit dem Täter und den Opfern, sondern beurteilte das Geschehene anhand von Berichten Dritter, die mit Täter und Opfern gesprochen hatten, sowie anhand detaillierter Gesprächsprotokolle.

Normalerweise würden zuerst alle Seiten angehört werden, bevor es zu einem Urteil kommt. Für sexuellen Missbrauch gilt dies nicht. Wir sind uns bewusst, wie unverständlich dies klingen muss, es ist jedoch wahr: Missbrauchsexperten sind darauf trainiert und geschult, Missbrauch zu erkennen. Sie sind gewohnt mit einem halbfertigen Bild zurechtzukommen. Sie brauchen oft weniger Detailwissen, als man vermuten würde. Missbrauchsexperten haben selten die Gelegenheit, mit allen Beteiligten zu sprechen, und müssen oft erst das Vertrauen der Opfer erwerben. Gespräche mit den Opfern finden in den meisten Fällen erst nach dem Verfassen des Expertengutachtens statt. Erst, wenn Opfer wissen und spüren „Es wird uns geglaubt“, öffnen sie sich den Experten.

Wie in allen Expertenwissenschaften gibt es auch in Bezug auf sexuellen Missbrauch eine Fachsprache, die für Laien unverständlich sein mag. Stellen Sie mit so viel Einsatz wie nur irgendwie möglich sicher, dass Sie in der Lage sind, das Gutachten mit all seinen Konsequenzen zu verstehen. Fragen Sie nach oder beschaffen Sie sich ein Zweitgutachten, bis Sie ganz sicher sind, das Gutachten zu verstehen. Lassen Sie sich das Gutachten von dritten Experten erklären. Befassen Sie sich selbst mit der ausreichend zur Verfügung stehenden Literatur (siehe Seite 156).

Tappen Sie nicht in die Falle, in die wir getappt sind: Ein externes Gutachten zu haben, ohne diesem vollinhaltlich und entschieden zu trauen und zu folgen. Dies gilt sowohl für Sie als auch für die Menschen in Ihrer Organisation. Wir sind uns allerdings auch bewusst, dass dies leichter gesagt ist, als getan.

7.2 Die Gefahr vordergründiger Akzeptanz

Gravierende Fehleinschätzungen erfolgen nicht zufällig, sie sind Konsequenzen bestimmter Denkkonzepte. Diese zu verlassen ist häufig sehr schwer. Neugewonnene Erkenntnisse und Einsichten wie ein externes Expertengutachten können so leicht zu bloß oberflächlicher Akzeptanz führen. Die falschen Grundmuster und langen Überzeugungen werden davon nicht berührt.

Selbst wenn Menschen in Ihrer Organisation das Gutachten annehmen, wenn sie einsehen, dass sie mit ihrer bisherigen Meinung falschgelegen sind, muss das noch keine tiefgehende Änderung der Denkkonzepte bedeuten. Rechnen Sie daher immer damit, dass verbalisierte Einsichten und tatsächliches Verhalten auseinanderklaffen können.

Mit sexuellem Missbrauch in der unmittelbaren Nähe konfrontiert zu sein, ist für viele Menschen absolutes Neuland. Meistens hat man davon schon gelesen und gehört - aber nun ist man selbst betroffen und die Herausforderung ist unglaublich groß. Da braucht es schnell Unterstützung, jemanden, der einen anleitet und hilft. Und es braucht sehr viel Übung. Wer nach kurzer Befassung mit dem Thema Missbrauch meint, er wisse nun Bescheid, ist erheblich gefährdet in der Folge eher zu einem Scheitern der Aufarbeitung beizutragen als zu deren Erfolg. Überheblichkeit in Bezug auf das Verstehen von komplexen Missbrauchsdynamiken führt unweigerlich zu Katastrophen.

- Trauen und folgen Sie dem Urteil der Experten, auch wenn es Ihnen zunächst unverständlich oder unglaubwürdig vorkommt.

- Stellen Sie sicher, dass Sie das Urteil sowie die entsprechenden Konsequenzen verstehen.

- Rechnen Sie damit, dass Menschen Ihrer Organisation das Urteil nur vordergründig annehmen, Ihre Grundeinstellung aber nicht ändern.

8 Die Dynamik von Trauer und Klage verstehen

In Ihrer Einrichtung ist es zu sexuellem Missbrauch gekommen. Nach dessen Aufdeckung und im Zuge der Aufarbeitung wird es in Ihrer Organisation zu vielfältigen Trauerphänomenen kommen. Viele in Ihrer Organisation und wohl auch die Organisation insgesamt wird trauern. Opfer und deren Angehörige und Freunde, aber auch die Freunde und Verwandten des Täters werden über die Zerstörung ihrer scheinbar heilen Welt durch die Aufdeckung von Missbrauch trauern.

8.1 Trauer ist notwendig

Trauer ist eine natürliche Reaktion auf die Erfahrung von Verlusten, etwa dem Verlust der Gesundheit, dem Verlust lieber Menschen durch Tod. Trauernde Menschen zeigen und erleben eine Vielzahl an Gefühlen wie Verdrängung, Verleugnung, Verzweiflung, Erstarrung, Orientierungslosigkeit, aber auch Traurigkeit, Angst, Wut, Zorn und Hass.

Massive Verlusterfahrungen treten auch im Zusammenhang mit sexuellem Missbrauch auf: der massive Verlust von Beziehungen, Kontakten, Lebensraum, Vertrauen etc. Selbst der Beziehungsabbruch zum Täter wird vom Opfer in gewisser Weise als Verlust wahrgenommen, der eine innere Leere zurücklässt und starke Trauer auslösen kann.

Häufig scheuen sich Missbrauchsopfer davor, diese Trauer zuzulassen: etwa aus Angst, aus einer solchen Trauerphase nie wieder herauszufinden, oder aus Angst, dadurch Schwäche zu zeigen und dem Täter somit gleichsam den „Sieg" zu überlassen. Doch Trauern ist nicht demütigend, vielmehr erfordert es ein großes Maß an Mut.[1] Gleichzeitig ist Trauern unbedingt notwendig, setzt es doch einen positiven Entwicklungsprozess in Gang, mit dem der erlittene Verlust zunehmend in das eigene Leben integriert werden kann.

Jedes Mitglied Ihrer Organisation hat ein Recht auf einen individuellen Trauerprozess. Organisationen sind gefordert, sich im Anschluss an erlebten Missbrauch eindeutig und erkennbar zu positionieren. Dazu gehört auch anzuerkennen, dass Missbrauch keine Kleinigkeit, sondern ein schweres Vergehen mit dramatischen Konsequenzen ist und alles erschüttert. Gerade durch Akte kollektiven Trauerns kann eine Organisation auf den Weg zu einer solchen Anerkennung geführt werden. Ein kollektiver Trauerprozess kann so insbesondere für die Opfer und ihnen nahestehende Menschen (auch wenn diese selbst an diesem Prozess nicht teilnehmen) eine wesentliche Unterstützung in ihrem persönlichen Trauern sein. Umgekehrt kann die Weigerung einer Organisation, Missbrauch zu betrauern, als Bagatellisierung der Taten oder sogar als täterunterstützendes Verhalten gesehen werden, als mangelnde Empathie mit den Opfern und als ein Versagen, wirklich opferorientiert vorzugehen. In vielen Fällen verfügen Gruppen jedoch nur über rudimentäre Erfahrungen eines kollektiven Trauerns: Da bedarf es eines Lernprozesses und sinnvollerweise einer externen Unterstützung.

8.2 Trauer braucht Zeit

Rechnen Sie aufgrund der unterschiedlichen Betroffenheit und der jeweiligen Persönlichkeit auch mit unterschiedlich langen Trauerphasen. So kann es passieren, dass die einen noch trauern und klagen, während andere diesen Prozess bereits abgeschlossen haben und in die Zukunft blicken können. Beachten und verteidigen Sie unbedingt das Recht jedes einzelnen, einen individuellen Weg gehen zu dürfen.

Trauer braucht ihre Zeit und darf nicht abgekürzt oder verdrängt werden: „Es gilt ja in unserer Gesellschaft oft als Merkmal der Stärke, wenn es gelingt, Trauer sehr schnell zu ‚überwinden'. Diese Trauerverdrängung kann zu Depressionen führen, die für die Betroffenen recht unerklärlich sind. Geht man diesen Depressionen nach, findet man häufig, dass unabgeschlossene Trauerprozesse, verdrängte Trauer usw. Auslöser für diese Art von Depressionen sind."[2]

Oft werden trauernde Menschen von ihrer Umgebung nur schwer ausgehalten, denn das, was sie bewegt, ist für andere meistens nicht nachvollziehbar, selbst wenn diese ehrlich versuchen mitzufühlen. Während die Umgebung auf schnelle Lösungen und ein Zurückkehren zur Normalität drängt, bestehen Trauernde darauf, dass sie dazu noch nicht in der Lage sind. Auch dem Versuch, ihnen Trost zu spenden, sind sie oft nicht aufgeschlossen. Ganz im Gegenteil empfinden sie dies häufig als billige Beeinflussung, sie zu einem genehmen und angepassten Verhalten zu bewegen.

8.3 Echte Trauerarbeit ist ein Prozess

Beim Trauern kommen bestimmte Gefühle und Empfindungen immer wieder auf und müssen jeweils neu bewältigt werden. Die bekannte Psychologin und Psychotherapeutin Verena Kast unterteilt Trauer-Prozesse bei Verlust von geliebten Menschen in vier Trauerphasen.[3] Diese sind in ähnlicher Form auch bei Missbrauchsopfern zu beobachten.

a. Phase des Nicht-wahrhaben-Wollens

Der Schock, von jemandem missbraucht worden zu sein, dem man ursprünglich vertraut hatte, löst normalerweise ein Erstarren und eine Art Empfindungslosigkeit aus. Eine ähnliche Verhaltensweise ist auch bei Angehörigen des Opfers und des

Täters sowie bei weiteren Mitgliedern der betroffenen Organisation zu beobachten. Von der Umgebung wird dieser Zustand leider immer wieder missinterpretiert. So kommt es etwa dazu, dass den Betroffenen vorgeworfen wird, Wesentliches zu verdrängen. Oder es wird die Schwere des Missbrauchs angezweifelt: Wie könnte das Opfer denn sonst so ruhig reagieren?

In dieser Phase handelt es sich allerdings nicht um ein Verdrängen, sondern vielmehr um ein Überwältigt-Sein von starken Gefühlen, mit denen die Betroffenen vorerst nicht umgehen können und deshalb erstarren. Gerade in dieser Phase brauchen vor allem trauernde Opfer, aber auch weitere Betroffene die Bestätigung der Nähe ihrer Mitmenschen. Sie müssen wissen und spüren, dass sie nicht allein sind und dass diese Phase des Erstarrens in Ordnung ist. Sie müssen erfahren, dass niemand anderer an dem Geschehenen zweifelt, auch wenn sie selbst keine besonderen Emotionen zeigen.

b. Phase der aufbrechenden Emotionen

Brechen Emotionen schließlich auf, befinden sich die Betroffenen in der nächsten Phase. Diese ist von vielschichtigen und komplexen Gefühlen geprägt: von Wut, Trauer, Zorn, Angst, Ruhelosigkeit, aber auch von Freude und Erleichterung.[4]

Beim Opfer richten sich Zorn und Wut einerseits gegen die Umgebung: Sie hat weggesehen, die ausgesendeten Hinweise nicht verstanden oder ignoriert, die Hilferufe nicht gehört oder überhört. Andererseits ist das Opfer auch wütend auf sich selbst, weil es dem Täter auf den Leim gegangen ist, weil es sich nicht deutlicher gewehrt hat, dem Ganzen nicht entschieden ein Ende gesetzt hat. Schließlich richtet sich der Zorn jedoch gegen den Täter und gegen sein als Verrat empfundenes Verhalten. Dies führt beim Opfer zur Erkenntnis, nicht selbst am Geschehen schuld zu sein, sondern dass die gesamte Verantwortung allein beim Täter liegt.

Gerade für diesen wichtigen Schritt werden Opfer regelmäßig Unterstützung von Menschen brauchen, die mit Mustern und Dynamiken von Missbrauch gut vertraut und in der Lage sind, die durch den Täter auf die Opfer projizierten Schuldzuweisungen zurückzuweisen und als falsch zu entlarven.

In dieser Phase wird dem Opfer die ganze Tragweite des erlittenen Unrechts sukzessive und schmerzlich bewusst. Hinzu kommt, dass die zwar einerseits zutiefst verletzende und missbrauchende, andererseits oft auch in anderer Weise sehr intensive Beziehung des Opfers zum Täter durch die Aufdeckung augenblicklich zu Ende ist. Dies wird vom Opfer zwar als grundsätzlich befreiend, aber eben vielfach auch als starker Verlust erlebt.

Neben der Erkenntnis der Ohnmacht, in der sie sich als Opfer während der Missbrauchserlebnisse befunden haben, spüren Betroffene außerdem nach der Aufdeckung immer stärker die nachfolgende Ohnmacht. Opfer erleben sich nach der Aufdeckung als besonders verwundbar und verletzlich, sind es doch oft sehr persönliche und intime Fakten, die - zumindest vage - nun offengelegt werden und verschiedenste Fantasien und Gerüchte auslösen. Zusätzlich sind Opfer den nun einsetzenden Entwicklungen gegenüber ausgeliefert, da sie diese nicht wirklich beeinflussen können. Sie sind davon abhängig, dass die Umgebung richtig reagiert.

Neben Wut und Zorn werden Opfer im Wissen um die erlebte Befreiung aus einer hoffnungslos erscheinenden Missbrauchs-Gefangenschaft immer wieder auch starke Gefühle der Freude und Befriedigung erleben können. Manche sprechen stolz davon, „überlebt“ zu haben.

Es ist hier deutlich zu sehen, mit welch ambivalenten Gefühlen und Emotionen auf einen aufgedeckten Missbrauch reagiert werden kann. Aber nicht nur Opfer selbst, auch weitere Betroffene können diese Phase intensiv durchleben.

Diejenigen, die Menschen in einer solchen Phase begleiten, müssen damit rechnen, von deren Emotionen auch selbst heftig getroffen zu werden.

c. Phase des Suchens und Sich-Trennens

Im Zuge der Aufarbeitung von Missbrauch wird Opfern deutlich bewusst, dass nach der Aufdeckung nichts mehr so ist, wie es vorher war. Ihre Stellung in der Gruppe, wichtige Beziehungen, Zukunftspläne - alles verändert sich fundamental. Das wird als dramatischer Verlust, als Leere, als „dunkles Loch" erlebt, in das das Opfer hineinfällt.

Dieses Fallen wird allerdings immer wieder von Zeiten der Hoffnung unterbrochen: von einer Hoffnung, dass die Veränderungen und der Verlust vielleicht doch nicht so dramatisch sein werden, dass manches, was einem viel bedeutet hat, vielleicht doch gerettet werden kann. Opfer klammern sich dabei oft an kleinste Hinweise, werden aber letztlich erkennen müssen, dass die Hoffnung, im Wesentlichen unverändert weiterleben zu können, nicht tragfähig ist.

Dies führt im besten Fall dazu, dass Opfer damit beginnen, an anderen Orten das zu suchen, was ihnen zuvor wichtig war. Glücklicherweise werden sie dabei häufig (zumindest teilweise) fündig. Der zuvor erlebte Verlust an vertrauter Umgebung, an einem erstellten Lebenskonzept, an bestimmten Beziehungen etc. kann aber trotz neuer Perspektiven immer wieder hervorbrechen. Häufig wird dies durch die allgemeine Neigung unterstützt, die Vergangenheit in der Erinnerung zumindest in Teilaspekten zu idealisieren. Menschen, die den Opfern nahestehen, erleben dies selbst häufig ähnlich.

d. Phase des neuen Selbst- und Weltbezugs

In dieser Phase lernen Missbrauchsopfer, das Erlebte in ihre persönliche Geschichte zu integrieren. Sie wandeln sich und gewinnen wieder Selbstachtung und Selbstvertrauen. Sie werden von Helfern, die sie bisher unterstützt haben, zunehmend unabhängig und können aktiv Neues beginnen. Das durch den Missbrauch Verlorene können sie sukzessive durch neue Lebensmuster ersetzen. Sie gewinnen dadurch zunehmend die Fähigkeit, aus der (stigmatisierenden) Selbst- und Fremddefinition als Opfer auszubrechen und ihr „Opfersein" zu „verlernen". Es ist dies gewissermaßen der Beginn eines neuen Lebens.

Auch Organisationen müssen sich nach erlebtem Missbrauch neu finden. Sie sind in der Versuchung, entweder so weiterzumachen, als wäre nichts geschehen oder zu verzagen und innerlich zu kündigen. Gerade christliche Gruppen, die mit erlebtem Missbrauch nicht gut umgehen, werden dadurch zutiefst verunsichert und stehen schließlich oft vor den Trümmern ihrer Berufung.

Diese Trauerphasen werden im Normalfall nicht linear oder jeweils nur einmal durchschritten. Es ist sehr wahrscheinlich, dass diese Prozesse in Wellen stattfinden und einzelne Phasen wiederkehrend (und doch immer wieder anders) durchlebt werden.

8.4 Die Chance auf neue Selbstbestimmung

In diesem Trauerprozess kann es Opfern gelingen, zwischen dem erlebten Missbrauch und den parallel dazu in anderen Bereichen ihres Lebens (auch in derselben Organisation erlebten) an sich guten und für sie oft wertvollen Erfahrungen zu differenzieren. Auf diesem Weg können sie aus ihrer Geschichte das herausdestillieren, was auch in die Zukunft hinein für sie wichtig und erstrebenswert bleibt, etwa bestimmte weiterhin tragfähige und gute Beziehungen.

So manches davon wird für sie aber kaum wieder erreichbar sein, von manchem werden sie sich - als Teil des Missbrauchssystems - trennen müssen. Das kann äußerst schmerzhaft sein und doch: Es handelt sich dabei um Schmerzen auf dem Weg zur Genesung, zum Heilwerden.

Auch wenn der Weg der Heilung nicht einfach ist, kann die zunehmend erlebte innere Befreiung aus der Missbrauchssituation zum Weitergehen motivieren. Opfer können auf diesem Weg die Negativspirale des Missbrauchs überwinden und (wenn auch vorerst vielleicht nur zaghaft) in eine Positivspirale eintreten und neue Kraft gewinnen.

In der Trauer liegt also die Chance auf eine neue Selbstbestimmung, in der das eigene Selbst - mit all seinen Stärken und Schwächen, mit seinen Begabungen und Neigungen - gerade auch in der Reflexion des Verlusts immer deutlicher erkannt werden kann. In der Trauer liegt ein gewaltiges Potenzial, eine Lebenskraft, die gerade in schwierigen Lebensumständen abgerufen und freigesetzt werden kann.

„Überlebende" eines Missbrauchs haben dadurch die Chance, im Sinne eines „Jetzt erst recht!" ihr Leben in den Griff zu bekommen. Das Geschehene hat ihre Biografie verändert. Wenn Opfer gelernt haben, dazu zu stehen, finden sie oft nicht nur neues Selbstbewusstsein, sondern auch ein besonderes Herz für andere Menschen, die leiden. Nicht selten engagieren sie sich in der Folge für andere missbrauchte Menschen.

Trauer ist also auch ein Heilungsprozess, der dazu beiträgt, dass man mit erlittenen Wunden dennoch erfüllt weiterleben kann. „Und trotzdem ‚Ja' zum Leben sagen", betitelt Viktor Frankl sein Werk über seine Zeit im Konzentrationslager des NS-Regimes. Trotz traumatischer Verlusterlebnisse, so Frankl, hat das Leben immer Sinn, auch wenn wir diesen tieferen Sinn oft nicht sehen. Im Idealfall kann Trauer zu einem Hineinwachsen in neue Dimensionen und Kompetenzen werden.

Es empfiehlt sich dringend, dass Trauerprozesse im Anschluss an Missbrauch professionell begleitet werden, nicht zuletzt, weil sie sich meist als sehr komplex darstellen. Die Entscheidungsfreiheit des Opfers ist dabei jedoch unbedingt zu akzeptieren.

8.5 Klage und ihre Bedeutung für das Heilwerden

Gerade im christlich-religiösen Bereich gibt es noch eine weitere Möglichkeit, diese Erfahrungen und den damit verbundenen Schmerz zu verarbeiten: die Klage, die vor Gott gebracht wird. Es ist tröstlich zu wissen, dass die Bibel voll ist von einem Schreien zu Gott in großer Not, in Trauer, Enttäuschung und Wut. „In diesen Klagegebeten handelt es sich jeweils um Konfliktgespräche mit Gott, ausgelöst durch Noterfahrungen gläubiger Menschen, die diese nicht mit Gottes Heilsgegenwart in Einklang bringen konnten.“[5]

Klage ist nicht nur ein mögliches und legitimes Mittel, in traumatisierenden Situationen zu Gott zu schreien, Klage ist geradezu geboten. Der im Zusammenhang mit Missbrauch erlebte Zusammenbruch muss und darf daher beklagt werden.

a. Klage führt aus traumatisiertem Schweigen heraus

Die an Gott gerichtete Klage erwartet nicht primär Erklärungen, warum es so gekommen ist - dies ist der gescheiterte Versuch der Freunde Hiobs -, sondern Rettung und Ausweg, Zukunft und Nähe.

In der Klage drückt der Mensch seine Hilflosigkeit aus, seinen Verlust, sein „Am-Ende-Sein“. Er erinnert Gott an seine Verheißungen, nämlich zu retten und zu heilen - auch dort, wo menschlich nichts mehr zu hoffen und zu erwarten ist. Klage macht deutlich, dass die Hilfe Gottes schnell kommen muss, denn die Zeit läuft davon.

Hiob hat alles verloren und kommt, krank und gebrochen, mit dem nackten Leben davon. Er hat einen Punkt in seinem Leben erreicht, an dem kein den guten Schein wahrendes „Es geht mir eh gut!" mehr möglich ist, sondern nur mehr ein grundehrliches „Ich bin am Ende!". Im Buch Hiob steht dazu: „Zum Spott für die Leute stellte er mich hin, ich wurde einer, dem man ins Gesicht spuckt. Vor Kummer ist mein Auge matt, all meine Glieder schwinden wie Schatten dahin." (Hiob 17,6-7)
Seine Freunde versuchen recht und schlecht, ihm zur Seite zu stehen, seine Situation zu erklären, zu hinterfragen, Gründe zu suchen. Doch letztlich scheitern all diese Versuche, denn für all dieses Leid gibt es keine Antwort, keinen rechtfertigenden Grund.[6] Hiob erfährt schließlich aus einer ganz anderen und unerwarteten Richtung Hilfe: aus der Begegnung mit Gott. Aus dieser Begegnung heraus endet sein Schweigen, er findet eine Sprache und in Gott ein Du. Daneben verblasst alles, sowohl das Leid als auch die Suche nach Erklärungen. Hiob ist von der Begegnung mit Gott überwältigt: „Vom Hörensagen nur hatte ich von dir vernommen; jetzt aber hat mein Auge dich geschaut. Darum widerrufe ich und atme auf [...]" (Hiob 42,5-6)

Klage führt außerdem aus dem traumatisierten Schweigen heraus. Dieses Schweigen ist das Verstummen angesichts des Leides, aus dem es für viele Menschen scheinbar kein Entrinnen gibt. Weil es keine Antworten geben kann, ist für viele die Tür verschlossen, mit anderen Menschen zu sprechen, denn sie selbst, geschweige denn die anderen, verstehen ja nicht. Für einen Heilungsprozess ist es jedoch immens wichtig, dass dieses Schweigen durchbrochen wird. Die an Gott gerichtete Klage - vielleicht im Beten der Klagepsalmen - kann eine Hilfe sein. Entscheidend dabei ist, dass andere Menschen bereit sind, in die Klage einzustimmen, sich treffen zu lassen vom Schicksal ihres Nächsten. „Ungehörtes Klagen macht das Leid größer. [...] Klage aber, die ankommt, verändert den Angesprochenen. Nicht nur, dass sich der Blick für den anderen und sein Leid schärft, vor allem durchbricht das Hören die Berührungs- und Beziehungsangst zum Klagenden selbst."[7] Dieses Mitgehen in der Klage kann aber auch (anfänglich) heißen, stumm danebenzustehen, da zu sein und die schier erdrückende Ohnmacht zu ertragen - mitzutragen.

b. Gemeinsame Klage baut Brücken

Wenn dic Klage eines Betroffenen bei anderen Menschen auf Resonanz trifft, sie sich berühren lassen, geschieht Veränderung, und Beziehung kann von Neuem wachsen. Dies ist besonders bedeutsam, weil durch die traumatischen Erlebnisse bis dahin starke Beziehungen unter Druck geraten oder sogar verloren werden können. Diese plötzlich entstandene Kluft kann durch solidarische Klage zuerst kleiner gemacht und später vielleicht ganz überwunden werden. Oft entstehen dabei „alte" Beziehungen neu, möglicherweise sogar in einer zuvor noch nicht vorhandenden Dimension.

c. Aus Klage können Hoffnung und Lobpreis erwachsen

Insbesondere im Buch Hiob, den Klageliedern und den Psalmen findet sich Klage ausdrucksstark vorgetragen. Und doch ist die biblische Klage nicht der Ausdruck hoffnungsloser Verzweiflung, auch wenn die in den Klagegebeten ausgedrückten Schmerzen „himmelschreiend" sind und scheinbar alle Hoffnung auf Erlösung aus der jeweiligen Situation von vornherein zum Scheitern verurteilt scheint.[8] Klage bedeutet mit Gott hinabzusteigen in das Dunkel des Seins, in die dunklen Sphären des Lebens: dorthin, wo einem der Tod begegnet, dorthin, wo auch Jesus hinuntergestiegen ist. Erst in dieser Tiefe - „Aus der Tiefe rufe ich, Herr, zu Dir!“ (Ps 130) - kann wieder ein fester Grund gefunden werden. Erst dort kann man Jesus auf ganz neue Art und Weise begegnen, denn er ist eben auch und gerade an diesem Ort gegenwärtig.

Diesen Texten wird oft vorgeworfen, dass nur realitätsferne Optimisten in solchen Situationen noch hoffen könnten. Doch biblische Klage findet auf erstaunlichen Wegen in einen „Stimmungsumschwung“ hinein, in eine tiefe Hoffnung. Diese letztlich entscheidende Hoffnung begründet sich im Wissen um einen Gott, der uns liebt, uns nahe ist und uns rettet. Eine neue Hoffnung, ein neuer Glaube, ein wiedergefundenes Vertrauen können dann in uns zum Lied werden, zu einem Lobgesang.[9]

Die Zunge dessen, der durch das Leiden verstummt ist, beginnt wieder zu sprechen: Gott kann den Stummen heilen! In der Klage schreit der Mensch Gott verzweifelt ins Angesicht, weil er sich ungerecht behandelt fühlt. Oder seine Stimme verstummt in einem „stummen Schrei“. Im Lobpreis dagegen schreit der Mensch im Jubel, in der Begeisterung über die erfahrene Liebe, über die Rettung aus größter Not: „Seht her, die Hand des Herrn ist nicht zu kurz, um zu helfen, sein Ohr nicht schwerhörig [...]“ (Jes 59,1)

- Lassen Sie sowohl beim Opfer als auch bei weiteren Mitgliedern Ihrer Organisation Trauer zu. Sie ist für die Verarbeitung des Geschehenen essenziell.

- Führen Sie die Organisation in eine angemessene kollektive Trauer.

- Trauerphasen können unterschiedlich lang sein.

- Klage kann traumatisches Schweigen lösen.

9 Die Dynamik von Schuld und Vergebung verstehen

Sollte es in ihrer Organisation zu sexuellem Missbrauch gekommen sein, dann sind Sie unweigerlich mit dem Themenkomplex von Schuld und Vergebung konfrontiert.

Was bedeutet Schuld? Kann sich ein Täter überhaupt „ent-schuldigen"? Was geschieht, wenn sich der Täter entschuldigt? Wer entscheidet, ob eine Vergebungsbitte des Täters ausreicht? In diesem Zusammenhang wird auch die Frage nach Vergebung die Diskussion stark bestimmen. Was bedeutet es für die Opfer zu vergeben? Wie geschieht Vergebung, welche Schritte sind im Vergebungsprozess zu gehen? Was bedeutet Versöhnung?

9.1 Kann sich ein Täter überhaupt „ent-schuldigen"?

Schuld erwächst sowohl aus aktiver Verletzung eines anderen Menschen, als auch daraus, ihm etwas vorzuenthalten, was ihm zusteht. Schuld ist eine Wirklichkeit, eine objektive Macht, sie hat Zerstörung angerichtet, die überwunden werden muss.

Mit seinen Handlungen fügt ein Missbrauchstäter anderen schwere Verletzungen zu und lädt somit Schuld auf sich. Wird der Missbrauch aufgedeckt, sind viele Täter rasch zu Entschuldigungen bereit. Doch dahinter steckt in den allerseltensten Fällen eine wahre Einsicht über die eigene Schuld, sondern vielmehr die Absicht, die „unangenehme Angelegenheit" möglichst schnell zu beseitigen, die Geschehnisse zu verharmlosen und umzudeuten (siehe Kapitel 3.4). Vergebung wird von Tätern und ihren Unterstützern gerade in einem christlichen Umfeld regelmäßig als Teil ihres Missbrauchs-

Instrumentariums genutzt. „Biblische Vergebung" wird eingefordert, doch letztlich nur, um den Status quo aufrechterhalten zu können oder möglichst wenig davon aufgeben zu müssen. Solche Entschuldigungen bleiben an der Oberfläche und helfen den Opfern in keiner Weise. Ganz im Gegenteil, gerade Opfer erkennen unfundierte Vergebungsbitten sehr schnell und werden durch sie erneut verletzt.[1]

Wirklich um Verzeihung bitten kann nur jemand, der die Schuldzuweisung des Gegenübers akzeptiert hat: „Sich entschuldigen heißt - ‚Ich erkenne meine Schuld an. In meinem Regelsystem war das, was ich getan habe, falsch. Ich sehe, was ich dir angetan habe, und finde es nicht richtig.' Das allein ist für die ‚Opfer' von großer Bedeutung!"[2]

Entschuldigungen nach einem Missbrauch sind nur dann echt, wenn sie tief in die Wurzeln des Geschehenen hineinreichen und dem entsprechen, was an Verletzung wirklich angetan wurde: Wenn ein Missbrauchstäter, der Menschen massiv bedrängt und genötigt, vielleicht sogar bedroht und verletzt hat, sich in der Folge dafür entschuldigt, dass er - wie jeder Mensch - eben auch Fehler gemacht habe, ist dies sicher nicht adäquat, sondern neu verletzend.

Echte Entschuldigungen müssen grundsätzlich als „Bitte um Entschuldigung" gedeutet werden. Sie bringen denjenigen, der verletzt hat, in die Rolle eines Bittenden. Darüber hinaus müssen sie sich jeglicher Rechtfertigung enthalten und aus einer tiefen Erkenntnis wachsen, die nur das Ergebnis einer gründlichen Aufarbeitung sein kann.

9.2 Was bedeutet Vergebung für die Opfer?

Das Wort „Vergebung" kommt unter anderem von „vergeves", was so viel wie „weg-schenken" bedeutet. Vergebung ist ein Geschenk und entzieht sich daher dem Gedanken einer angemessenen Gegenleistung. Dies macht auch das häufig synonym verwendete Wort „verzeihen“ deutlich: „Das Wort ‚verzeihen‘ kommt von ‚zeihen‘, das beschuldigen, anschuldigen, anzeigen bedeutet. Verzeihen bedeutet dann: Verschuldetes nicht anrechnen, einen Anspruch aufgeben.“[3] So hat Vergebung viel mit Barmherzigkeit zu tun. Vergeben meint: barmherzig aus der Schuld zu entlassen[4], auf Rache zu verzichten[5] und den Anspruch auf Gegenleistung und Genugtuung aufzugeben.[6]

Diese Aspekte spricht auch die anerkannte Therapeutin Susan Forward an. Für sie umfasst Vergebung vor allem zwei Dimensionen: den Verzicht auf Rache und die Bereitschaft, den Schuldigen aus dessen Verantwortung zu entlassen.[7]

a. Verzicht auf Rache

Aufgrund des Missbrauchsgeschehens und der damit verbundenen vorbereitenden Handlungen entwickelt sich zwischen Täter und Opfer eine enge Bindung. Diese Bindung besteht durch die Schuld des Täters: „Der Aufbau eines Schuldzusammenhangs bringt Menschen in enge Beziehung zueinander, aber nicht durch Liebe, Respekt oder Vertrauen! Die Nähe, die im gemeinsamen Schuldspiel entsteht, ist geprägt durch Misstrauen, Angst vor Strafe, Rachsucht, Wunsch nach Bestätigung, Zweifel, Scham und Härte.“[8]

Solange Rachegedanken bestehen, bleiben diese Schuldzusammenhänge - auch nach Aufdeckung des Missbrauchs - aufrecht und die negative Bindung besteht weiter. Der Wunsch nach Rache hält gefangen und verhindert neue, positive Entwicklungen. „Das Opfer bleibt durch den Schuldzusammenhang an den Täter gebunden, es muss an ihn denken, ihn verfluchen, seine Bestrafung wünschen. Das sind Gefühle und Gedanken, die für eine lebendige und beglückende Beziehung nicht mehr zur Verfügung stehen.“[9] Erst mit der Überwindung der eigenen Rachegedanken kann dieser Schuldzusammenhang gelöst werden. In diesem Sinn ist es Missbrauchsopfern sehr zu wünschen, diesen Schritt (möglicherweise mit entsprechender Hilfe) eines Tages gehen zu können.

b. Den Schuldigen aus seiner Verantwortung entlassen

Bei der zweiten von Susan Forward angesprochenen Dimension ist besondere Vorsicht geboten, wird doch dieser Schritt - unterstützt durch die Sehnsucht der Umgebung nach Normalität und mit der oberflächlichen Bereitschaft des Täters, seine Taten zu bereuen - häufig zu einem schnellen „Schwamm drüber". Vergeben heißt aber eben nicht, einfach Nachsicht mit dem Täter zu üben, ihn billig aus seiner Schuld zu entlassen. Echte Vergebung kann nie dort geschehen, wo man versucht über Erlittenes eilig hinwegzugehen. Echte Vergebung ist ein Prozess. Vergeben heißt, dem anderen neu mit Wohlwollen zu begegnen, die eigene Bitterkeit ebenso aufzugeben und zu überwinden wie die bestehende Distanz, die sich als Konsequenz der Verfehlung ergeben hat. Vergebung ist ein einseitiger, asymmetrischer Vorgang, dem auf der Seite des Schuldners letztlich keine entsprechende gleichwertige Gabe gegenübersteht. Vergebung ist dadurch jedoch kein Vergessen, sondern eine Antwort auf erlittenes Unrecht aufgrund einer Verfehlung, ohne dass dies mit einem Hinnehmen oder Billigen gleichzusetzen wäre.[10]

Vergebung ist für das Opfer insofern wichtig, als darin die Möglichkeit liegt, sich nicht länger an die Wunden der Vergangenheit zu klammern und die eigene Verletztheit und Wut loszulassen. Denn „Vergebung ist der einzige Weg, den wir haben, zu einer besseren Fairness in einer unfairen Welt; es ist der unerwartete Umschwung durch die Liebe gegen unfairen Schmerz, und nur sie allein bietet starke Hoffnung auf Heilung der Verletzungen, die wir so unfair empfinden."[11]

9.3 Vergebung braucht Zeit

Vergebung durch Opfer kann es erst geben, wenn diese zu einer inneren und äußeren Augenhöhe mit dem Täter gefunden haben und sich diesem nicht mehr länger unterlegen oder ausgeliefert sehen. Das Erreichen dieser inneren und äußeren Augenhöhe ist für Opfer allerdings alles andere als leicht. Eine Grundvoraussetzung dafür ist, dass sie die Schuld am Geschehenen nicht mehr bei sich selbst suchen, auch wenn ihnen dies vom Täter und möglicherweise auch von der Umgebung eingeredet wurde: „Wenn der Begriff der Vergebung also einen Ort hat im Bewältigungsprozess auf der Seite des Opfers, dann als Vergebung gegenüber sich selbst, um einen Weg aus den ständigen Selbstbeschuldigungen herauszufinden.“[12]

Diese Selbstbeschuldigungen sind jedoch nicht nur eine Folge jener Anschuldigungen an die Opfer (und zum Teil auch deren eigene Überzeugung), den Missbrauch etwa durch aufreizende Kleidung oder kokettes Verhalten selbst provoziert zu haben, sondern greift darüber hinaus. In Folge all jener Dynamiken und Prozesse, die durch das Aufdecken eines Missbrauchs hervorgerufen werden, sowie aufgrund des Missbrauchs selbst kann es auch passieren, dass sich Opfer nun als „schlechte Menschen“ empfinden: „Sie fühlen sich als diejenigen, die Verrat begehen, weil sie andere über diese einmalige Beziehung [zum Täter; Anm.] ins Bild setzen. Dieser Mechanismus, als Identifikation mit dem Aggressor bekannt, hat eine starke Abwehr- und Schutzfunktion. Solange das Opfer sich selbst als schlecht betrachtet, empfindet es keine Wut und keine Enttäuschung gegenüber dem Täter.“[13]

Um wirklich vergeben zu können, müssen Opfer die volle Gewissheit und die Überzeugung haben, dass der Täter schuld ist - und nur dieser. Erst wenn diese Erkenntnis tief verinnerlicht ist, kann auch eine Vergebung im Sinne einer

Entlassung des Täters aus der Schuld in Angriff genommen werden. Hierbei können Verbündete eine große Hilfe sein. Verbündete sind Menschen, die für Opfer einfach da sind, mit ihnen mitleiden, ihren Weg in gewissem Sinne mitgehen und ihnen dabei die Hand reichen. Opfer wurden durch den Täter meist sehr bewusst von anderen Menschen isoliert, nach der Aufdeckung der Taten verschärft sich diese Isolierung oft noch zusätzlich. Verbündete zeigen Opfern einen Weg aus dieser Isolierung hinaus. Sie ermöglichen behutsame Beziehungen und tragen damit zu Heilung und Befreiung sowie auch zur Vergebungsbereitschaft entscheidend bei.

In diesem Zusammenhang wird deutlich, dass Vergebung ein Prozess ist. Dieser zeigt für die deutsche Therapeutin und Trauerbegleiterin Chris Paul auffallende Analogien zum Trauerprozess (siehe auch Kapitel 8.3): „Zunächst einmal sind beide tatsächlich Prozesse, die Zeit in Anspruch nehmen und viele gegensätzliche Facetten haben.“[14] So gibt es auch im Vergebungsprozess eine Phase des „Nicht-wahrhaben-Wollens“ verbunden mit der ungläubigen Überraschung darüber, dass ein Mensch, von dem man es nicht erwartet hättet, das ihm entgegengebrachte Vertrauen missbraucht hat. In der Phase der „aufbrechenden Emotionen“ zeigen sich in der Regel Wut, Zorn, Enttäuschung und Hass. Die Phase des „Suchens und Sich-Trennens“ kann als vergebende Entlassung des Täters aus seiner Schuld und als Trennung von den Schuldzusammenhängen gesehen werden. Schließlich könnte die Phase des „neuen Selbst- und Weltbezugs“ zu einem neuen versöhnten Miteinander oder auch zu gänzlich neuen Beziehungen führen. Trauer-Prozesse brauchen wie Vergebungs- Prozesse ihre Zeit und haben keinen im Voraus erkennbaren Ablaufplan: Sie sind ergebnisoffen. Die konkreten Verläufe solcher Prozesse sind nicht vorhersehbar und jeder Mensch hat dabei einen persönlichen Rhythmus.

9.4 Vergebung ist eine freie Entscheidung

Vergebung liegt einzig in der souveränen Entscheidungsfreiheit des Opfers. Diese Entscheidungsfreiheit, dieser höchstpersönliche Weg der Vergebung, ist von allen zu achten. Ebenso ist zu respektieren, dass dieser Weg eben eine bestimmte Zeit braucht. Niemand in der Organisation darf diesen Prozess zu beschleunigen versuchen. Wird in dieser Hinsicht Einfluss auf das Opfer ausgeübt, entsteht ein sogenannter „Vergebungsdruck".

Dies geschieht vor allem dann, wenn Menschen in der Umgebung des Opfers nicht mit der Dynamik sexuellen Missbrauchs vertraut sind. Wenn sie nicht wissen, wie wenig Täter in der Lage sind, ihre persönliche Schuld zu erkennen und einzugestehen, wie lange für sie der Prozess des Erkennens ihrer Tat dauert. Sie neigen demnach dazu, die meist rasche, vordergründige Entschuldigung des Täters ernst zu nehmen. So kann es geschehen, dass Täter von Menschen Ihrer Organisation vorschnell und unüberlegt Vergebung zugesprochen bekommen. Mit einer solchen vorschnellen Vergebung entsteht nicht nur (ausgesprochen oder unausgesprochen) falscher Druck auf die Opfer, ihnen wird damit auch signalisiert, dass man nun dem Täter glaubt und ihre Anliegen ignoriert.

Unter solchem Vergebungsdruck bleiben den Opfern nur zwei Möglichkeiten: Entweder sie vergeben nicht, dann werden sie von der (religiösen) Umgebung sehr schnell der Vergebungsunfähigkeit oder des Unwillens zur Vergebung beschuldigt. Sie werden somit wieder zu „Schuldigen". Man versteht nicht - oder will nicht verstehen -, warum sie denn nicht endlich vergeben. Sie verhindern damit, dass die Organisation mit dem Missbrauchskapitel abschließen und zur Normalität zurückkehren kann. Opfer, die nicht vergeben haben, bleiben ein „Stachel im Fleisch“ der Organisation und dieser Stachel schmerzt.

Beugen sich Opfer jedoch dem Druck und vergeben gegen ihr inneres Bedürfnis und Vermögen, hat dies verheerende Folgen für sie: „Vergeben sie [...], obwohl ihre Verletzungen in keiner Weise benannt und vernarbt sind, geschweige denn der Täter seine Tat, seine Schuld eingestanden hat, können Hass und Selbsthass die Folge sein.“[15] Opfer müssen dann erkennen, dass sie durch den auf sie projizierten Vergebungszwang erneut missbraucht worden sind - und das, nachdem sie sich durch die Bereitschaft, die Vorfälle aufzudecken, besonders verletzlich gemacht und viel persönliches Risiko auf sich genommen haben. In diesem Zusammenhang ist eine erzwungene Vergebung auch ein gewaltiges Hindernis für die seelische Gesundung der Opfer.

Vergebungsdruck ist somit eine Form der sekundären Victimisierung. Die Opfer werden dadurch erneut in die Enge getrieben und für Zwecke anderer benutzt. Und sie werden abermals zum Schweigen gebracht: „Solche Bitten um Entschuldigung erleben viele Opfer als erneute Schweigegebote, denn sie nehmen betroffenen Mädchen und Jungen die Möglichkeit, ihren Schmerz, ihre Trauer und ihre berechtigte Wut sowohl auf die Täter als auch auf die Umwelt auszudrücken. [...] Die von Geistlichen an die Opfer gerichteten Bitten um Entschuldigung und Vergebung machen deutlich, dass die Kirche bisher nur in einem sehr begrenzten Maße Empathie mit den Opfern entwickelt hat.“[16]

Mit dem Einfordern von Vergebung wird eine im Grunde ganz persönliche, freie Entscheidung des Menschen erzwungen. Damit dreht sich der Sinn von Vergebung komplett um - er wird pervertiert.[17]

9.5 Unreife Vergebung ist kontraproduktiv

Aber auch, wenn ein Opfer selbst den Wunsch nach Vergebung äußert, muss dies zunächst behutsam angegangen werden. Häufig rührt dieser Wunsch daher, dass das Opfer seinen Schmerz oberflächlich zudecken und wegdrängen will, dass es glaubt, mit Vergebung wieder rasch zu Harmonie und Frieden zu gelangen.

Hinter diesem Wunsch kann aber auch eine sogenannte „Vergebungsfantasie" stecken, mit dem das Opfer versucht, seine verlorene Stärke wiederzugewinnen: „Es stellt sich vor, dass es seinen Zorn transzendieren kann und die Folgen des Traumas durch einen trotzigen Willensakt der Liebe ausmerzen kann. Doch das Trauma lässt sich weder durch Hass noch durch Liebe austreiben. Wie die phantasierte Rache wird auch die phantasierte Vergebung oft zu einer grausamen Qual, da sie für die meisten Menschen unerreichbar bleibt."[18] Denn erst, wenn die Mechanismen des Missbrauchs erkannt und tief aufgearbeitet sind, erst wenn nach dem Durchleben der Trauerphasen Befreiung davon stattgefunden hat, kann freie und wahre Vergebung stattfinden.

Ein nicht durch die Lebenswirklichkeit abgedecktes rasches Verzeihen ist die Vorwegnahme eines Prozesses, der noch nicht entscheidend vorangekommen ist. Damit kommt es zu einem kontraproduktiven „Pseudoverzeihen", bei dem zwar die richtigen Vokabeln verwendet werden, diese jedoch nicht auf einem inneren Erleben und Zustimmen gründen. Wer zu schnell vergibt, überspringt wesentliche Entwicklungen, die eine echte und tiefe Vergebung erst ermöglichen.[19] Die Verletzungen bestehen weiter und irgendwann werden die unverheilten Wunden erneut aufbrechen.

Ein vorschneller Vergebungszuspruch ist übrigens auch für die notwendige Entwicklung des Täters kontraproduktiv, denn sie mindert den unbedingt nötigen Druck auf diesen, sich auf eine umfassende Behandlung einzulassen und das eigene Leben entscheidend zu ändern.

9.6 Vergebung ist harte Arbeit

Vergebung kann auch insofern nicht zu einem schnellen „Passt schon wieder“ werden, als sie unglaublich schwer ist, sie ist harte Arbeit.[20] Es empfiehlt sich dringend, dass Vergebungsprozesse im Anschluss an Missbrauch professionell begleitet werden, nicht zuletzt deshalb, weil sie sich meist als sehr komplex darstellen. Dies liegt aber allein in der Entscheidungsfreiheit des Opfers.

In diesem Prozess kommt dem Umfeld, Ihrer Organisation, eine hohe Verantwortung zu. Sie muss die Rahmenbedingungen für die Opfer so gestalten, dass diese in ihrer eigenen Geschwindigkeit den Vergebungsprozess gehen können. Dazu muss man Opfern seitens der Organisation ausdrücklich Raum und Zeit einräumen und ihnen dabei Sicherheit und Geborgenheit vermitteln.

Es kann allerdings auch vorkommen, dass trotz größter Anstrengung des Opfers Vergebung gegenüber dem Täter nicht gelingt. Das ist zu akzeptieren, auch wenn es gerade in christlichem Umfeld oft außerordentlich schwer fällt, sich mit längerfristig bestehenden Unversöhntheiten abzufinden. Jesus scheint ja sehr klar zu betonen, dass man einfach zu vergeben hat. Dabei handelt es sich jedoch um eine wesentlich verkürzte Sicht auf das Evangelium (siehe hierzu auch Kapitel 9.8).

9.7 Versöhnung

Die Begriffe „Vergebung“ und „Versöhnung“ werden häufig synonym gebraucht, hier sollen sie allerdings einer wesentlichen Unterscheidung dienen - denn während unter Vergebung unter anderem ein eindimensionaler, asymmetrischer Akt verstanden wird, den das Opfer auch ohne Schuldeingeständnis und Einsicht des Täters für sich vollziehen kann, gilt als Voraussetzung für eine Versöhnung die Übereinstimmung beider Parteien. Im Gegensatz zur inneren Vergebung setzt Versöhnung demnach die Schuldeinsicht des Verletzenden sowie dessen Bemühen, sich mit der Verletzung der Beziehung intensiv auseinanderzusetzen, voraus. Wer aus seiner Schuld wirklich entlassen werden will, muss sich darum mühen einzusehen, worum es dem anderen wirklich geht, wie dieser tatsächlich verletzt wurde. Wer diese Auseinandersetzung unterlässt, signalisiert damit, dass ihm an der Beziehung nicht wirklich liegt. Jemand, der andere verletzt hat, ist gefordert, für eine Versöhnung Vorleistungen zu erbringen, glaubhaft seine Schuld einzugestehen, Wege der Wiedergutmachung zu gehen und damit sich selbst zu verändern. Im Wort „Versöhnung" findet sich ja bereits der Hinweis auf Sühne, also auf Wiedergutmachung - ein Aspekt, der für Opfer oft eine große Bedeutung hat: „Für die Opfer ist es zunächst ganz wichtig, dass der Täter bestraft wird. Die Annahme der Strafe ist ein Aspekt von Sühne."[21]

Erst wenn dies alles geschehen ist, kann eine Hinwendung zum Opfer möglich werden. Ein solcher Schritt kostet oft viel. Doch gerade in einer ehrlichen Hinwendung kann die Echtheit dieses Prozesses glaubhaft gemacht werden. Erst eine solche Veränderung schafft den Raum für wahre Versöhnung, die ansonsten vorschnell und letztlich kontraproduktiv wäre, weil die Basis für das problematische Verhalten, das die Verletzungen bewirkt hat, weiter bestünde.

Vonseiten des Opfers ist Versöhnung erst nach erfolgter Vergebung möglich. Erst wenn der Täter durch das

Opfer aus seiner Schuld entlassen worden ist, sind Gedanken an ein neues Miteinander überhaupt denkbar. Insofern ist Vergebung ohne Versöhnung möglich, nicht aber umgekehrt.

Aber warum sind Opfer überhaupt daran interessiert, in eine neue Beziehung mit dem Täter einzutreten? Chris Paul bietet in ihrem Buch „Schuld - Macht - Sinn" hierzu eine mögliche Erklärung: Durch eine erfolgte Verzeihung werden bestehende Bindungen und Erklärungsnöte gelöst. Dadurch entsteht zunächst eine innere Leere, viele der Gefühle und Gedanken sind bisher einzig und allein um dieses Thema gekreist, das nun langsam aus dem Mittelpunkt der eigenen Aufmerksamkeit herausfällt: „Da, wo die vielen schweren Gedanken und die Rachsucht viel Raum einnahmen, ist plötzlich nichts mehr."[22] Eine der Möglichkeiten für das Opfer, damit umzugehen, ist das Aufnehmen von neuen Beziehungen zu anderen Menschen, irgendwann vielleicht sogar zum Täter. Voraussetzung dafür ist allerdings neu gewachsenes Vertrauen, denn sich auf eine Beziehung wieder einzulassen bedeutet auch, das Risiko einer erneuten Verletzung in Kauf zu nehmen.

Gerade bei schwerwiegenden Verletzungen entspricht es allerdings oft der Realität, dass Opfer einem Täter zwar vergeben können, es aber zu keiner Versöhnung kommt. Es schließt sich also in Folge kein neuer gemeinsamer Weg an, die Beziehung wird nicht wieder aufgenommen. Insofern ist es gerade in Missbrauchsfällen (vor allem vonseiten der Umgebung, der Organisation) unbedingt zu akzeptieren, dass es nicht zur Versöhnung kommen muss. Oft sind die erlebten Verletzungen so stark und das Vertrauen so fundamental zerstört, dass ein neuer, gemeinsamer Weg einfach nicht gefunden werden kann.[23]

9.8 Dimensionen von Vergebung und Versöhnung aus biblischer Sicht

Der Forderung nach Vergebung haben gerade Christen meist wenig entgegenzusetzen, scheint es sich doch um ein zutiefst biblisches Prinzip zu handeln. Für Christen ergibt sich der Zugang zu Vergebung und Versöhnung aus den eindeutigen Aufforderungen Jesu. Die biblischen Aussagen in diesem Zusammenhang wie etwa die Aufforderung, siebenundsiebzig Mal zu vergeben, oder die Erzählung vom Verwalter, dem seine große Schuld erlassen wurde, der nun aber von einem anderen die kleine Schuld eintreibt (Mt 18,21-35), scheinen auf den ersten Blick darauf zu verweisen, dass Vergebung immer und sofort - gleichsam ohne weitere Überlegung - gewährt werden müsste. In diesem Sinn wäre Vergebung allerdings ausschließlich ein Gebot an den, der verletzt wurde. Derjenige, der verletzt hat, könnte somit eigentlich außer Obligo bleiben und sich auf Vergebung verlassen. Doch dem ist nicht so![24]

Im Lukasevangelium wird deutlich, dass Vergebung ein Prozess ist, der die Änderung des Sünders voraussetzt: „Seht euch vor! Wenn dein Bruder sündigt, weise ihn zurecht; und wenn er sich ändert, vergib ihm. Und wenn er sich siebenmal am Tag gegen dich versündigt und siebenmal wieder zu dir kommt und sagt: Ich will mich ändern, so sollst du ihm vergeben."(Lk 17,3-4) Vergebung braucht, wenn es zu einer versöhnten Heilung der Beziehung kommen soll, eine Vorleistung dessen, der verletzt hat. Sie braucht seine Bereitschaft, sich zu ändern. Diese Bereitschaft setzt eine Erkenntnis des gesetzten Fehlverhaltens voraus, was gerade bei Missbrauch ein langer Prozess ist.

So bedarf es gerade im Zusammenhang mit Missbrauch im christlichen Umfeld einer eingehenden Befassung mit der Forderung nach Vergebung.

Dabei stellt sich die Frage, wie man mit Vergebung umgehen soll, wenn Täter zu keiner Einsicht ihres Verhaltens kommen. Ist Vergebung wirklich eine „Leistung“, die die Opfer zu erbringen haben, egal, wie sich die Täter verhalten? Der Schlüssel zur Beantwortung dieser Fragen liegt darin, Vergebung als einen differenzierten Prozess zu sehen.

Bei Vergebung, die grundsätzlich ja auch dann möglich ist, wenn der Täter (noch) zu keiner Umkehr und Reue gefunden hat, geht es für das Opfer in erster Linie um ein inneres Loslassen desjenigen, der verletzt hat, sowie um ein persönliches Freiwerden von dem, was geschehen ist. In diesem Zusammenhang wird auch von einer „inneren Vergebung“ gesprochen.

Für Christen steht diese innere Vergebung in direktem Bezug zur Vergebungsbitte Jesu am Kreuz: „Vater, vergib ihnen, denn sie wissen nicht, was sie tun.“ (Lk 23,34) An diesen Worten Jesu, die ohne die Voraussetzung einer Umkehr der Täter ausgesprochen wurden, erkennen wir eine spezifisch christliche Dimension von Vergebung, die aus der Stärke der Gottesbeziehung heraus wirksam wird. Anselm Grün spricht davon, dass Jesus hier einen Weg aufzeigt, uns an den Vater zu wenden und ihn um diese Vergebung zu bitten, auch wenn wir selbst dazu (noch) nicht in der Lage sein sollten.[25] Eine solche Vergebung ist von der Hoffnung geprägt, dass Gott bestehende Verletzungen heilen und die Leere füllen kann, die sich in der Folge von Missbrauch oft auftut. Gott kann Opfer mit seiner grenzenlosen Liebe und seiner Kraft berühren. „Er gibt dem Müden Kraft, dem Kraftlosen verleiht er große Stärke.“ (Jes 40,29) Diese gottgeschenkte neue Stärke kann eine besondere Freiheit bewirken, die dazu führen kann, dem Täter zu vergeben.[26]

Kommt es allerdings zu einer Schulderkenntnis des Täters, kann dieser zu einer tiefen Einsicht und Umkehr (gerade in Folge einer Therapie) finden. So kann unter Umständen Vergebung zwischen Opfer und Täter wachsen und eine neue

Beziehung entstehen. Vonseiten des Opfers ist die innere Vergebung dabei die Voraussetzung zur sogenannten „Beziehungsvergebung“, die sowohl den Verletzten als auch den Verletzer einschließt. Grundsätzlich ist dann auch Versöhnung möglich, wobei wir darunter einen neuen gemeinsamen Weg des Miteinanders verstehen.

Die Frage nach Vergebung kann biblisch gesehen nicht isoliert betrachtet werden. Sie ist in einen Zusammenhang mit den Forderungen nach Frieden und Gerechtigkeit gestellt:

„Wenn es um sexuelle Gewalt geht, kommt niemand ungeschoren davon. [...] Es ist verlockend, sich nach einer guten, heilen, reinen Position umzuschauen, nichts zu sehen und zu wissen, keine Handlungsmöglichkeiten zu haben. Dieser Wunsch spiegelt das Dilemma wider, zugleich dem Opfer Gerechtigkeit widerfahren lassen zu wollen und dem Täter Vergebung anzubieten. [...] Gerechtigkeit und Frieden möchten sich wohl küssen. Doch das ist noch nicht die Realität, in der wir leben, vielmehr unsere Hoffnung und unser Gebet, wie es der 85. Psalm (v. 11) formuliert. [...]
In der christlichen Tradition ist zumeist die göttliche Eigenschaft der Liebe und Vergebung betont worden. Und das legt uns nahe, auf eine Vergebung dieser Tat hinzuarbeiten. Was allerdings Vergebung erst möglich macht, ist diese unbedingte Voraussetzung: Gerechtigkeit für das Opfer. Wo der Wunsch nach Frieden die Gerechtigkeit in einem voreiligen Kuss aufzusaugen versucht, bevor Gerechtigkeit vom Himmel schaut (v. 12), wird ‚der Schaden nur obenhin geheilt‘. Da wird ‚Frieden, Frieden‘ verkündigt, wo doch noch kein Frieden ist, kein Frieden sein kann, weil dem Opfer nicht wirklich Gerechtigkeit widerfahren ist (Jeremia 6,14).“[27]

- Vergebung ist ein Vorrecht.
- Vergebung ist kein schnelles „passt schon wieder“, sondern ein langer Prozess, der seine Zeit braucht.
- Vergebung ist eine freie Entscheidung des Opfers und darf auf keinen Fall erzwungen werden.
- Vorschnelle, unausgereifte Vergebung ist kontraproduktiv und verhindert die seelische Genesung des Opfers.
- Verteidigen Sie unbedingt das Recht jedes Opfers auf einen individuellen Vergebungsprozess.
- Die Forderung nach Vergebung richtet sich zuerst an die Täter.
- Vergebung ist nicht Versöhnung.
- Vergebung und Versöhnung können auch scheitern.

10 Schritte erfolgreicher Prävention verstehen

Wenn es in Ihrer Organisation zu sexuellem Missbrauch gekommen ist, dann sind Sie nun mit einem Täter konfrontiert, mit einem oder mehreren Opfern - und mit einem Umfeld (Ihre Organisation), das Missbrauch ermöglicht oder zumindest nicht verhindert hat. Das war strukturelles Versagen und dazu müssen Sie stehen. Aus diesem strukturellen Versagen müssen Sie aber vor allem lernen. Besondere Bedeutung kommt dabei der Vorbeugung und Vermeidung von sexuellem Missbrauch zu. Dazu sind geeignete und umfassende Maßnahmen erforderlich.
Eine solche Prävention zielt darauf ab,

- Strukturen in Ihrer Organisation zu entwickeln, die sexuellen Missbrauch bei Ihnen so unwahrscheinlich wie nur irgend möglich machen;
- es unwahrscheinlich zu machen, dass Menschen zu Opfern werden können.

10.1 Strukturen erfolgreicher Prävention auf Organisationsebene

Aus der Täterforschung und Beratungsarbeit ist bekannt, dass sich Missbrauchstäter häufig gezielt Betätigungsfelder suchen, die ihnen Kontaktmöglichkeiten zu Kindern und Jugendlichen eröffnen, bzw. ein Umfeld, in dem große Nähe und wenig Wachsamkeit herrschen. So sind also gerade Institutionen - auch christliche -, vor allem solche, die mit Kindern und Jugendlichen arbeiten, besonders gefährdet, von Männern (manchmal auch von Frauen) mit Missbrauchsneigung bewusst gewählt zu werden. Durch bestimmte Vorsichtsmaßnahmen kann eine Gruppe diese Gefahr bereits im Vorfeld deutlich reduzieren. Hierzu zählen folgende Schritte:[1]

- Jede Organisation sollte über ethische Richtlinien verfügen, die auch eine Selbstverpflichtung umfassen, die sexuelle Integrität der Mitglieder bestmöglich zu schützen und sie vor Missbrauch zu bewahren.

- In der Organisation muss eine allen bekannte Anlaufstelle nach dem Konzept der „offenen Tür" eingerichtet werden, die Betroffenen eine unkomplizierte, niederschwellige Möglichkeit bietet, ihre Anliegen vorzubringen.

- Die Organisation muss unter Einbeziehung aller Verantwortungsträger schriftliche (unterfertigte) Verhaltensrichtlinien, die auf die konkreten Bedingungen der Organisation zugeschnitten sind, erarbeiten und erlassen.

- Die Organisation muss klare Vorgehensweisen für den Umgang mit Verdächtigungen festlegen. Dazu gehören auch Maßnahmen für einen wirkungsvollen Schutz potenzieller Opfer und für den Umgang mit Tätern.

- Die Gruppe muss ein Wissen darüber erarbeiten, was Missbrauch ist, wer wie zum Täter werden kann und welche Folgen daraus resultieren.

- Die Organisation muss vorbeugende Maßnahmen erarbeiten, den Hintergrund von potenziellen Mitarbeitern, besonders in der Kinder- und Jugendarbeit, zu evaluieren.

- Die Organisation muss eine Gesamtsicht der Missbrauchsprävention unter Einbeziehung mehrerer fachlicher

Perspektiven erarbeiten (z. B. regelmäßige Evaluierungen der Leiterschaft in Hinblick auf ihren Umgang mit Macht bzw. auf eventuelle Missbrauchsanfälligkeiten).

- Die Gruppe braucht eindeutig definierte und allgemein bekannte Krisensabläufe wie z. B. Klarheit darüber, wer in einer Krise was zu tun hat.

Nur durch eine entschiedene und nachhaltig wirksame Umsetzung dieser Maßnahmen kann dafür Sorge getragen werden, dass mögliche Grenzverletzungen schnell erkannt und richtig bewertet werden sowie dass entsprechend rasch und konsequent gehandelt wird. Potenzielle Täter müssen wissen: Hier wird aufgepasst, hier gibt es kein leichtes Spiel für sie.

Dies gilt insbesondere für Organisationen, in denen (professionelle, semiprofessionelle oder auch ehrenamtliche) Vertrauenspersonen arbeiten. Die Leitung solcher Organisationen hat die Verpflichtung, die verletzlichen Menschen, die bei solchen Vertrauenspersonen Hilfe suchen bestmöglich zu schützen. Hinweise auf mögliche Übergriffe sind daher auf alle Fälle ernst zu nehmen und genau zu prüfen. „Die Berufsgruppe oder die Institution trägt Mitverantwortung für das unprofessionelle Verhalten einzelner Mitglieder.“[2]

Als Leiter müssen Sie dieses Risikofeld entsprechend beobachten und geeignete Instrumente wie verbindliche Schulungen und Supervision zu diesem Thema etablieren. Auch in der Ausbildung der Mitarbeiter muss die Missbrauchsgefährdung, die sich gerade in asymmetrischen Vertrauensbeziehungen durch die Bedürftigkeit der Hilfesuchenden und die besondere Nähe ergibt, besonders berücksichtigt werden.[3]

Peter Rutter beschreibt die Negativspirale (den „slippery slope“) einer sexuellen Grenzverletzung durch Vertrauenspersonen anhand eines Stufenplans, der aufzeigt, welche Phasen dabei regelmäßig durchlaufen werden. Rutters Untersuchungen lassen darauf schließen, dass solche Prozesse in sehr unterschiedlichen Geschwindigkeiten ablaufen. Vertrauenspersonen müssen wissen, dass sie auf jeder Stufe dieser Entwicklung die Freiheit haben, nein zu sagen, die Entwicklung zu stoppen und sich Hilfe zu suchen. Vertrauenspersonen, die in einer solchen Situation um Unterstützung fragen, sind auf jeden Fall zu respektieren und sollten - wenn sie das wollen - auf konkrete Personen zurückgreifen können, die von der Organisation dafür nominiert wurden.

- Ich sehe sie mir an.
- Ich wüsste gern, ob sie mich berühren möchte.
- Ich kann nicht aufhören über sie zu fantasieren.
- Ich werde sie nach ihrem Sexualleben fragen.
- Ich werde sie fragen, ob sie Fantasien über mich hat.
- Ich werde beginnen, den physischen Raum zwischen uns zu schließen, und sehen, wie sie reagiert.
- Ich werde offener anzüglich sein und hoffe, dass sie darauf eingeht.
- Ich glaube, sie verhält sich mir gegenüber verführerisch.
- Ich stelle mir genau vor, wie ich sie verführen werde.
- Komme ich unbeschadet davon?
- Kann etwas, das sich so richtig anfühlt, falsch sein?
- Die innere Stimme, die mich zurückhalten möchte, muss ich beiseite schieben!
- Ich werde es machen!
- Der Missbrauch wird verübt!

„Inneres Drehbuch" eines Missbrauchs durch Vertrauenspersonen nach Peter Rutter
Quelle: Rutter, 2002: S. 161 ff.

10.2 Selbstbewusste Menschen werden seltener zu Opfern

Aus der Täterforschung weiß man, wie Täter potenzielle Opfer aussuchen und gefügig machen. Je selbstbewusster Menschen sind, je mehr sie über ihren Körper, ihre Sexualität Bescheid wissen, je besser sie in der Lage sind, ihr Selbstbestimmungsrecht zu verteidigen, umso weniger leicht werden sie zu Opfern. Im Mittelpunkt steht also die Stärkung der Selbstwahrnehmung: Welche Nähe löst welche Reaktion in mir aus? Welche Berührungen sind angenehm, welche sind mir unangenehm? Kinder und Jugendliche sollen ihre eigenen Gefühle wahrnehmen lernen und auf ihre Intuition vertrauen. Im Umgang mit Menschen ist Vertrauen in die eigenen Gefühle ein wesentlicher Selbstschutz.

Kinder und Jugendliche haben ein Recht, darüber zu bestimmen, wer sie wann, wie und wo anfasst. Gleichzeitig sollen sie erfahren, dass ihnen ihr Körper allein gehört und nur sie das Recht haben, über ihn zu bestimmen. Es geht also darum, zwischen guten, schlechten, komischen und verwirrenden Berührungen zu unterscheiden.

In der Präventionsarbeit wird geübt, Berührungen und deren Abhängigkeit von Personen, Situationen und Umständen einzuordnen und zu bewerten. Kinder und Jugendliche lernen, dass sie das Recht haben, „Nein“ zu sagen, wenn sie auf eine Art angesprochen oder berührt werden, die ihnen nicht gefällt. Wichtig ist, dass sie aber auch lernen, sich für eine missglückte Grenzsetzung oder einen Übergriff nicht schuldig zu fühlen.

Kinder und Jugendliche sollen ihren Körper als wertvoll und liebenswert begreifen, Wissen über ihn haben sowie über eine Sprache verfügen, mit der sie Geschlechtsteile natürlich und normal bezeichnen können und mit der sie auf eine „unpeinliche“ Weise über Sexualität reden können.

Kinder und Jugendliche brauchen Schutz durch Erwachsene. Um diesen erhalten zu können, müssen sie sich mitteilen können, muss Kommunikation funktionieren. Dazu brauchen sie nicht nur intakte Beziehungen zu Erwachsenen, sondern auch eine Sprache für Gefühle und Sexualität sowie die Fähigkeit, zwischen guten Geheimnissen, die für sich zu behalten sind, und schlechten Geheimnissen, die weitererzählt werden sollen, zu unterscheiden. Außerdem brauchen sie Informationen über jene Personen und Institutionen, bei denen sie im entsprechenden Fall Unterstützung und Hilfe bekommen können.

Das, was in besonderer Weise für Kinder und Jugendliche gilt, trifft überraschenderweise in ähnlicher Form auch auf Erwachsene zu. Auch sie müssen ihre Grenzen kennen und die Bereitschaft haben, diese gegen Angriffe zu verteidigen. Auch sie müssen wissen, dass sie sich gegen Übergriffe zur Wehr setzen können und sollen, egal von welcher Seite sie kommen - sei es von einem Arzt, der diese Grenzen verletzt, einem Therapeuten, einem Priester etc.

Die Kommission für Erziehung und Schule der deutschen Bischöfe hat am 25. November 2010 eine umfassende Handreichung zum Thema Prävention verabschiedet, die detailliert darauf eingeht, welche Präventionsmaßnahmen in kirchlichen Organisationen gefordert sind. Unter der Adresse www.praevention-bildung.dbk.de stehen im Internet hilfreiches Material sowie eine Fülle von weiterführenden Hinweisen rund um das Thema Prävention von sexualisierter Gewalt in katholischen Schulen, Internaten und Kindertageseinrichtungen sowie die erwähnte Handreichung bereit.

Gerade dann, wenn sich sexueller Missbrauch in einer Organisation ereignet hat, kann eine darauffolgende Entwicklung eines umfassenden und spezifischen Präventionssystems unter Einbindung der ganzen Gruppe auch zur

Beurteilung und Aufarbeitung des Geschehenen einen äußerst wichtigen Beitrag leisten. Für christliche Gemeinden empfehlen wir besonders die Broschüre „Bei uns sollen alle Menschen sicher sein. Die Selbstverpflichtung zur Prävention sexueller Ausbeutung für christliche Kirchen und Gemeinden“ des Vereins Mira.

Ein besonders gut gelungenes Beispiel einer Präventionsarbeit stellt die Kampagne „!Achtung - eine Arbeitshilfe gegen sexuellen Missbrauch im Jugendverband“ der Johanniter-Jugend in Deutschland dar. Die Johanniter-Jugend hat sich seit 2004 auf Bundesebene intensiv mit dem Thema auseinandergesetzt. Grund war ein Vorfall im eigenen Verband, der - entgegen allen damalig gesellschaftlich anerkannten Gepflogenheiten - offengelegt und adäquat behandelt werden sollte. Basis der Überlegungen war, dass im Verband ein Klima entstehen sollte, in dem Missbrauch keinen Raum mehr hat: „Dazu ist notwendig, dass wir offen darüber reden. Darüber, dass Missbrauch vorkommen kann, und darüber, dass man sich von diesem Risiko auch nicht so ohne weiteres frei machen kann. Aber auch darüber, was Sexualität für Kinder und Jugendliche bedeutet. Wir müssen dafür sorgen, dass der gesamte schambehaftete Themenkomplex rund um Sexualität und um Ausnutzung von Macht weiter enttabuisiert wird, denn im Tabu liegt die große Chance der Missbraucher und Missbraucherinnen. Schließlich bietet das ‚nicht darüber reden‘ einen so weit ‚sprachlosen‘ Raum, dass Aufdeckung und Anklage nur selten vorkommen und nicht befürchtet werden müssen.“[4]

Ein Präventionsprogramm, das die Fähigkeit zur Wahrnehmung von Gefühlen, des eigenen Körpers, der eigenen Sexualität stärkt, das eine Sprache gibt, darüber zu reden, kann übrigens mitunter auch Tätern helfen. Je offener innerhalb der Organisation die Auseinandersetzung über gelungene und pervertierte Sexualität ist, desto eher können potenzielle Täter in die Lage versetzt werden, ihre Neigungen zu entdecken und sich rechtzeitig Hilfe zu holen.

Täter suchen sich gezielt Gemeinschaften aus, bei denen das Risiko einer Aufdeckung und Verfolgung möglichst gering erscheint. Je klarer Sie als Leiter in Ihrer Organisation entsprechende Verhaltensrichtlinien formuliert haben, je entschiedener Sie an deren Umsetzung arbeiten, je geschulter Kinder und Jugendliche in der Selbstbestimmung ihrer Sexualität sind, kurz: Je wirkungsvoller Ihre Maßnahmen im Hinblick auf die beiden zentralen Präventionsebenen (Verhaltensrichtlinien und Schulung) sind, umso unwahrscheinlicher wird es bei Ihnen zu Missbrauch kommen.

- Missbrauch kann nicht generell verhindert werden - aber man kann vieles dafür tun, dass eine solche Tat möglichst unwahrscheinlich wird.
- Machen Sie Ihre Organisation mithilfe entsprechender Maßnahmen zu einem „täterfeindlichen Umfeld“.
- Ein selbstbewusster Mensch wird seltener zum Opfer - stärken Sie die Mitglieder Ihrer Organisation (vor allem Kinder und Jugendliche) in ihrer Selbstwahrnehmung und in ihrem Recht, auch „Nein“ sagen zu dürfen.
- Reden statt Schweigen: Je weniger das Thema „Sexualität“ tabuisiert wird, desto schwieriger wird es für Täter, den Missbrauch geheim zu halten - oft ein Grund, warum Missbrauch erst gar nicht geschieht.

Nachwort: das Gleichnis vom Barmherzigen Samariter

Jesus hat sich in seiner Lehre und in seinem Leben auf die Seite der Armen, Unterdrückten und Leidenden gestellt. Die wahrscheinlich dichteste und berührendste Erzählung Jesu, in der er ganz konkret einen Menschen in den Blick nimmt, der durch andere zum Opfer geworden ist, ist das Gleichnis vom Barmherzigen Samariter.

Jesus wird von einem Gesetzeslehrer auf die Probe gestellt und gefragt: Wer ist der Nächste, der nach dem Gebot Gottes unsere Zuwendung und Liebe erfahren soll? Daraufhin erzählt Jesus ein Gleichnis:

„Ein Mann ging von Jerusalem nach Jericho hinab und wurde von Räubern überfallen. Sie plünderten ihn aus und schlugen ihn nieder; dann gingen sie weg und ließen ihn halbtot liegen. Zufällig kam ein Priester denselben Weg herab; er sah ihn und ging weiter. Auch ein Levit kam zu der Stelle; er sah ihn und ging weiter. Dann kam ein Mann aus Samarien, der auf der Reise war. Als er ihn sah, hatte er Mitleid, ging zu ihm hin, goss Öl und Wein auf seine Wunden und verband sie. Dann hob er ihn auf sein Reittier, brachte ihn zu einer Herberge und sorgte für ihn. Am anderen Morgen holte er zwei Denare hervor, gab sie dem Wirt und sagte: Sorge für ihn, und wenn du mehr für ihn brauchst, werde ich es dir bezahlen, wenn ich wiederkomme. Was meinst du: Wer von diesen dreien hat sich als der Nächste dessen erwiesen, der von den Räubern überfallen wurde? Der Gesetzeslehrer antwortete: Der, der barmherzig an ihm gehandelt hat. Da sagte Jesus zu ihm: Dann geh und handle genauso!" (Lk 10,30-37)

Ein Mensch wird zum Opfer, nicht aus eigener Schuld, nicht durch widrige Umstände oder ein Unglück. Er wird Opfer eines Verbrechens, überfallen von Räubern. Vieles, was wir in diesem Buch aus unterschiedlichen Blickwinkeln bereits ausführlich thematisiert haben, verdichtet sich hier im Gleichnis Jesu:

Opfer verlieren viel. Missbrauchsopfer erleben sich als überfallen, ausgeplündert, geknechtet und gefangen, als Spielball eines anderen, der sie um seiner eigenen Bedürfnisse willen gebraucht und sie dann „halbtot in der Wüste liegen lässt."

Opfer sind nicht selbst schuld. Missbrauchsopfer sind damit konfrontiert, dass ihnen Mitschuld am Missbrauch zugesprochen wird. Warum musste der Mann auch durch das wilde, zerklüftete Bergland gehen? Doch selbst wenn es eine Ausweichroute gegeben hätte, liegt die Schuld allein bei den Räubern, nicht beim Opfer. Für Jesus ist klar: Wer auf dem Weg seines Lebens durch andere ausgeplündert und verletzt wird, der ist nicht selbst schuld! Schuldig sind diejenigen, die als Räuber andere überfallen und verletzen.

Opfer auszublenden ist eine Grundversuchung. Zuerst kommen ein Priester und ein Levit vorbei, Amtsträger in der damaligen Gesellschaft. Sie sehen den Verwundeten und gehen dennoch vorüber. Über das Warum lässt sich nur spekulieren. Vielleicht sind sie vielbeschäftigte Würdenträger, auf die ein wichtiger Termin wartet. Sich um Opfer zu kümmern kostet Zeit. Es erfordert, sich ganz auf die Bedürfnisse des Opfers einzustellen, ohne zu wissen, wie lange es dauern wird. Vielleicht sind sie zu einem wichtigen Gottesdienst unterwegs. Die blutenden Wunden des Opfers zu versorgen würde sie kultisch unrein machen, und das würde bedeuten, den Gottesdienst nicht feiern zu können. Wie viele Menschen wären dann enttäuscht? Wer sich um Opfer kümmert, muss damit rechnen, mit Wunden in Berührung zu kommen, und er muss damit rechnen, durch diese Berührung verändert zu werden. Auch für den, der Opfer begleitet, bleibt nichts, wie es war.

Die Erwartungen des Umfelds beeinflussen den eigenen Umgang mit Opfern. Wohin mögen der Priester und Levit unterwegs sein? Wie viele Menschen haben hohe Erwartungen an das Kommen der beiden Würdenträger, Menschen, deren Reaktion auf das Nicht- oder Zu-spät-Erscheinen der beiden wohl von Unverständnis und Befremden geprägt wäre? Für ein Opfer da zu sein, heißt nur allzu oft eine Wahl zu treffen. Es bedeutet, anderes - auch andere Menschen - bewusst zurückzustellen und deren Erwartungen nicht mehr vollends erfüllen zu können.

Der Umgang mit Opfern darf sich an den eigenen Möglichkeiten orientieren. Es ist bezeichnend, dass gerade der Mann aus Samarien, ein Außenseiter in Judäa, das Opfer wahrnimmt und unverzüglich handelt. Er befindet sich auf einer Reise. Wir wissen nicht, welche Geschäfte ihn nach Jericho reisen lassen und was die Versorgung des Opfers für ihn und seine Zeitplanung bedeutet. Tatsache ist: Er, der Außenseiter, hält an, versorgt die Wunden, setzt das Opfer auf sein Reittier und bringt es in eine Herberge, wo er für dessen Aufenthalt zahlt. Dann reist auch er weiter. Er hat nach seinen Möglichkeiten gehandelt, hat dafür gesorgt, dass sich nun ein anderer weiter um das Opfer kümmern kann. Der Samariter hat sich gemäß seiner Möglichkeiten klar auf die Seite des Opfers gestellt.

Opfer sind verwundet und brauchen Unterstützung. Sie brauchen die Gewissheit, dass sie ernst genommen und verstanden werden, dass sich jemand zu ihnen stellt und für sie da ist. Der Samariter nimmt die Wunden des Opfers wahr. Wunden, die bei traumatisierten Menschen nicht auf den ersten Blick sichtbar sind und doch ungeheuer tief sein können. Er setzt ein Zeichen der Heilung, indem er Öl und Wein auf die Wunden gießt. Er steigt selbst ab und setzt das Opfer, das getragen werden muss, an seiner Stelle auf sein Reittier. Er bringt das Opfer zu einer Herberge, einem Platz der Geborgenheit und des Heilwerdens. Er zahlt für die Beherbergung, denn Opfer müssen „ausgehalten" werden. Sie sind „beraubt" und dadurch „mittellos", sie können für ihren Unterhalt nicht selbst aufkommen. Gleichzeitig ist alles zu tun, dass Opfer wieder zu Kräften kommen, dass sie wieder „vermögend" werden. Sie sollen in die Lage versetzt werden, nicht mehr als Opfer, sondern als „Geheilte" ihr Leben zu leben. Dazu bedarf es der liebevollen Hinwendung ihrer sozialen Umgebung, die ihre Verletzungen wahrnimmt und sich auf ihr Schicksal in Geduld einlässt.

Opfer brauchen Zeit für Heilung. Der Samariter rekrutiert einen weiteren Menschen, den Gastwirt, zur Unterstützung des Opfers, weil er nun selbst weiterziehen muss. Jedoch wird er wiederkommen. Es ist klar, dass das Opfer Zeit braucht, um zu genesen.

Das Mitleiden des Samariters, das Öl, der Wein, die Sicherheit der Herberge und die Zusicherung, dass diese Hilfe andauert und der Samariter wiederkommen wird: All das ist Balsam auf die Wunden des Opfers. In Missbrauchsfällen bedarf es kreativer Zuwendung den Opfern gegenüber und es ist unbedingt nötig, ihnen die ganze Liebe wieder und wieder ausdrücklich zuzusprechen und zuzuwenden.

„Geh und handle genauso“ - das ist der klare Auftrag Jesu am Ende des Gleichnisses. Dieser Auftrag wirkt fort und betrifft die Opfer aller Zeiten sowie diejenige, die als ihre Nächsten ihnen gegenüber eine besondere Verantwortung haben. Nur dann, wenn dem Opfer gegenüber unverzüglich und in umfassender Nächstenliebe gehandelt wird, wie Jesus dies am Beispiel des Samariters zeigt, kann das Opfer und in Folge auch die betroffene Organisation wieder gesunden.

Die Botschaft Jesus ist eine unmissverständliche Aufforderung an alle seine Jünger, sich selbst als solche „Nächste“ zu verstehen und zu helfen, aber auch Räume zu schaffen, in denen Menschen in Sicherheit leben können und Heilung erfahren.

Ansprechstellen

Diözesane Ombudsstellen für Opfer sexuellen Missbrauchs in der Kirche
www.ombudsstellen.at

Verein Limes - ambulante Behandlung jugendlicher Sexualstraftäter
www.vereinlimes.at

TAMAR: Beratungsstelle für misshandelte und sexuell missbrauchte Frauen, Mädchen und Kinder
www.tamar.at

Kinder- und Jugendanwaltschaften Österreichs
www.kija.at

Zartbitter e.V. - Kontakt- und Informationsstelle gegen sexuellen Missbrauch an Mädchen und Jungen
www.zartbitter.de

Weißer Ring
www.weisser-ring.at

die Boje - Ambulatorium für Kinder und Jugendliche in Krisensituationen
www.die-boje.at

Kinderschutzzentrum Wien
www.kinderschutz-wien.at

die möwe - Kinderschutzzentren für physisch, psychisch oder sexuell misshandelte Kinder
www.die-moewe.at

Verein Selbstlaut - Gegen sexuelle Gewalt an Kindern und Jugendlichen, Vorbeugung - Beratung - Verdachtsbegleitung
www.selbstlaut.org

Verein Ninlil
Gegen sexuelle Gewalt an Frauen mit Lernschwierigkeiten oder Mehrfachbehinderung
www.ninlil.at

Beratungsstelle für sexuell missbrauchte Mädchen und junge Frauen
www.maedchenberatung.at

Eine Übersicht zu Beratungsstellen in Deutschland finden Sie unter: www.dbk.de/themen/thema-sexueller-missbrauch für die Schweiz unter: www.kinderschutz.ch

Hinweise

zu Einleitung

[1] Aus dem Kreis der Autoren nicht betroffen ist lediglich Prof. Uwe Eglau.

zu Kapitel 1 Fallbeispiele

[1] alle Zitate zu „Der Fall Eschenau" aus: Wunderlich, 2008: o. S.

[2] Johnson/VanVonderen, 2005: S. 172 ff. (aus dem Englischen von Johannes Leitner)

zu Kapitel 2 Sexueller Missbrauch - was ist das eigentlich?

[1] Erzdiözese Wien, 2006: S. 6.

[2] Bei einem Sexualdelikt würde die Sexualität im Vordergrund stehen. Bei Missbrauch sind aber in den allermeisten Fällen Macht und Gewalt vorrangig, die Sexualität dient hierbei nur als Mittel zum Zweck.

[3] Enders, 2008: S. 77.

[4] Vgl. Erzdiözese Wien, 2006: S. 6.

[5] Voyeuristische Befragung oder Handlungen: „Ein Befragungsstil in der Beichte, in der Psychotherapie oder im ärztlichen Gespräch, bei dem mehr Details als nötig in Zusammenhang mit Sexualität und sexuellem Verhalten erfragt werden. Fachleute [im Sinn von potenziellen Tätern; Anm.] testen damit die Grenzen ihres Gegenübers. Sie wollen wissen, wie weit sie gehen können." (Tschan, 2005: S. 82). Siehe hierzu auch Enders, 2008: S. 400.

[6] Evangelische Kirche Westfalen, 2005: S. 21.

[7] Siehe Österreichisches Strafgesetzbuch, BGBl. Nr. 60/1974 ibF BGBl. I Nr.,15/2004, § 201–220b.

[8] Vgl. Medizinische Gesellschaft Basel, 2002: S. 50.

zu Kapitel 3 Täter und ihre Methoden verstehen

[1] Wir verwenden in diesem Buch die Bezeichnung „Täter" im Hinblick auf die Verwirklichung von Sachverhalten im Sinne der im Kapitel 2 angeführten Definitionen sexuellen Missbrauchs.

[2] Vgl. hierzu beispielsweise die Definitionen von Fischer/Riedesser, 2009: S. 309, Müller, 2010: S. 23 ff. und Heyden/Jarosch, 2010: S. 42 f.

[3] Vgl. Heyden/Jarosch, 2010: S. 17.

[4] Vgl. z. B. Heyden/Jarosch, 2010: S. 41.

[5] Der Tätertherapeut Ruud Bullens beschreibt Täter als „ekelhaft normal". (Bullens zit. n. Heiliger, 2000: S. 8 f.)

[6] Vgl. Tschan, 2005: S. 128 sowie Enders, 2008: S. 57.

[7] Weele, 2001: S. 339. Teilweise wird auch vom „Janusgesicht" des Täters gesprochen. (Vgl. Tschan, 2005: S. 251.)

[8] Weele, 2001: S. 339.

[9] Gamillscheg/diepresse.com, 25.2.2010. Mittlerweile wurde der ehemalige Polizeichef zu sechseinhalb Jahren Haft verurteilt. (Vgl. o.V./faz.net, 30.7.2010.)

[10] Vgl. Erzdiözese Wien, 2010: S. 9.

[11] Vgl. Rutter, 2002: S. 162.

[12] Die in den folgenden Seiten angeführte Einteilung in einzelne Phasen des Missbrauchszyklus orientiert sich hauptsächlich an den Ausführungen von Hilary Eldridge.

[13] Vgl. Institut für Konfliktforschung, 1998: S. 49.

[14] Vgl. Tschan, 2005: S. 224 sowie Medizinische Gesellschaft Basel, 2002: S. 24 f.

[15] o.V./wienORF.at, 18.6.2010

[16] Karremann, 2007: S. 32.

[17] Türkmen-Barta, 2003: o. S.

[18] Vgl. Heyden/Jarosch, 2010: S. 126.

[19] Vgl. Enders, 2008: S. 83 f.

[20] Vgl. Enders, 2008: S. 68.

[21] Vgl. Tschan, 2005: S. 232.

[22] Vgl. Tschan, 2005: S. 82.

[23] Karremann, 2007: S. 55.

[24] Vgl. Enders, 2008: S. 84.

[25] Türkmen-Barta, 2003: o. S. Vgl. hierzu auch Enders, 2008: S. 88 f.

[26] Als Fachterminus hat sich für derartigen Missbrauch die Bezeichnung „professional sexual misconduct" (PSM) etabliert. Zum Thema PSM siehe auch: Tschan (2005) sowie Rutter (2002).

[27] Vgl. Rutter, 2002: S. 117.

[28] Rutter, 2002: S. 25.

[29] Vgl. Tschan, 2005: S. 77.

[30] Vgl. Tschan, 2005: S. 84 und 109.

[31] Rutter, 2002: S. 15 f.

[32] Natürlich stellt Missbrauch in professionellen Vertrauensbeziehungen einen Sonderfall dar. Da in diesem Buch in erster Linie von sexuellem Missbrauch in Organisationen ausgegangen wird und es häufig dort Vertrauenspersonen gibt, die enge Beziehungen zu Mitgliedern unterhalten können, hielten wir es für wichtig, auch diese Dimension von sexuellem Missbrauch zumindest anzusprechen (siehe auch Kapitel 10).

[33] Rutter, 2002: S. 14 ff.

[34] Diesen Begriff verwendete ursprünglich William Ryan in seinem 1971 erschienenen Buch mit dem Titel „Blaming the Victim" für die Schuldzuschiebung an diejenigen, die eigentlich unterdrückt werden. Ursula Enders hat ihn für den Bereich des sexuellen Missbrauchs und seine Folgewirkungen übernommen. (Vgl. Enders, 2008: S. 91.)

[35] Vgl. Herman, 2006: S. 18 f.

[36] Vgl. Tschan, 2005: S. 132.

[37] Vgl. Heiliger, 2000: S. 7.

[38] Vgl. Fischer/Riedesser, 2009: S. 388 sowie Türkmen-Barta, 2003: o. S.

[39] Vgl. Enders, 2008: S. 236.

[40] Hermann, 2006: S. 18.

[41] Vgl. Haslbeck, 2007: S. 413 sowie Türkmen-Barta, 2003: o. S. und Tschan, 2005: S. 186.

[42] Tschan, 2005: S. 26.

[43] Vgl. Enders, 2008: S. 42 f. sowie Weele, 2001: S. 332 f.

[44] Evangelische Kirche im Rheinland, 2004: S. 11.

[45] Vgl. Enders, 2008: S. 236.

[46] Vgl. Heiliger, 2000: 8 f. Ruud Bullens ist Psychotherapeut und Leiter des „Ambulanten Büros für Jugendwohlfahrt" in Leiden. Seit 1982 arbeitet er mit Sexualstraftätern.

[47] Vgl. Weele, 2001: S. 341 sowie Evangelische Kirche Westfalen, 2005: S. 13 f.

[48] Tschan, 2005: S. 279.

[49] Vgl. Enders, 2008: S. 237.

[50] Vgl. Heyden/Jarosch, 2010: S. 146.

[51] Vgl. Evangelische Kirche im Rheinland, 2004: S. 13.

[52] Kiel/SWR2, 19.7.2006

[53] Heyden/Jarosch, 2010: S. 144 f.

[54] Vgl. Müller, 2010: S. 166.

[55] Vgl. Weele, 2001: S. 362 f.

zu Kapitel 4 Opfer und ihr Leid verstehen

[1] Enders/Eberhardt, 2007: S. 15.

[2] Vgl. Tschan, 2005: S. 165.

[3] Vgl. Evangelische Kirche Westfalen, 2005: S. 7 f. sowie Weele, 2001: S. 79.

[4] Wevers, 1996–2009: o. S.

[5] Vgl. Enders, 2008: S. 76.

[6] Vgl. Enders, 2008: S. 135.

[7] Enders, 2008: S. 90.

[8] Hirigoyen, 2002: S. 151.

[9] Vgl. hierzu etwa Hirsch (1999).

[10] Enders, 2008: S. 177.

[11] Vgl. Enders, 2008: S. 129.

[12] „Trauma ist ein vitales Diskrepanzerlebnis zwischen bedrohlichen Situationsfaktoren und den individuellen Bewältigungsmöglichkeiten, das mit Gefühlen von Hilflosigkeit und schutzloser Preisgabe einhergeht und so eine dauerhafte Erschütterung von Selbst- und Weltverständnis bewirkt." (Fischer/Riedesser, 2009: S. 84)

[13] Herman, 2006: S. 77.

[14] Internationale statistische Klassifikation der Krankheiten und verwandter Gesundheitsprobleme, 2011: ICD-10-GM-2011 F43.1 (www.icd-code.de)

[15] Vgl. Mertes/Siebner, 2010: S. 63 f. sowie Haslbeck, 2007: S. 7.

[16] o.V./diepresse.com, 18.03.2010

[17] Vgl. Türkmen-Barta, 2003: o. S.

[18] Vgl. hierzu z. B. Tschan, 2005: S. 307 sowie Herman, 2006: S. 142 ff.

[19] Enders, 2008: S. 136.

[20] Vgl. Fischer/Riedesser, 2009: S. 77.

[21] Vgl. Fischer/Riedesser, 2009: S. 313 und 333.

[22] Vgl. Evangelische Kirche im Rheinland, 2004: S. 16.

[23] Vgl. Tschan, 2005: S. 318.

[24] Enders, 2008: S. 72.

[25] Vgl. Tschan, 2005: S. 185.

[26] Vgl. Haslbeck, 2007: S. 291.

[27] Vgl. Tschan, 2005: S. 94.

[28] Vgl. Evangelische Kirche im Rheinland, 2004: S. 16.

[29] Sebodl, zit. nach Herman, 2006: S. 77.

[30] Enders, 2008: S. 196.

[31] Vgl. Tschan, 2005: S. 173 sowie Herman 2006: S. 183.

[32] Tschan, 2005: S. 157.

[33] Koch/diepresse.com, 1.1.2010

[34] Vgl. Enders, 2008: S. 196.

[35] „Falschaussagen durch die Opfer (false victim syndrome, FVS) kommen nur in ca. 3–5% der Fälle vor und selbst dann nur in sehr spezifischen Situationen." (Tschan, 2005: S. 89)

[36] Evangelische Kirche im Rheinland, 2004: S. 9. Vgl. hierzu auch Enders, 2008: S. 196.

[37] Vgl. Enders, 2008: S. 205.

[38] Vgl. Medizinische Gesellschaft Basel, 2002: S. 43.

zu Kapitel 5 Die Organisation verstehen

[1] Primärer Fokus wird hier auf mesosoziale Systeme gelegt, also auf mittelgroße Gruppen. Es sind dies soziale Räume, die über Kleingruppen von max. 12 Personen hinausgehen, jedoch noch keine Großgruppen von mehreren hundert Menschen bis hin zu Massen darstellen. Vieles hier gilt allerdings sehr wohl auch analog für andere Systeme. Im Zentrum dieses Kapitels stehen die jeweilige Gruppe, Organisation oder auch Institution sowie jene Personen, die konkrete Funktionen bekleiden und damit Verantwortungen in der Organisation und für die Organisation übernommen haben.

[2] Vgl. Erzdiözese Wien, 2010: S. 18.

[3] Tschan, 2005: S. 121.

[4] Vgl. Enders, 2004[b]: S. 2.

[5] Enders, 2004[b]: S. 3.

[6] Traumatisierte Organisationen werden in Analogie zu traumatisierten Personen verstanden. Zur genauen Definition von Trauma vgl. z. B. Fischer/Riedesser, 2009: S. 84. Besonders intensiv mit dem Thema „traumatisierte Institutionen" hat sich übrigens Ursula Enders auseinandergesetzt: „Ebenso wie einzelne Personen können auch Systeme traumatisiert werden. So spricht man z. B. von traumatisierten Kulturen und Völkern. Dementsprechend bietet das Modell der psychischen Traumatisierung ein Erklärungsmodell für institutionelle Dynamiken nach sexueller Ausbeutung durch Mitarbeiter oder Mitarbeiterinnen." (Enders, 2004[b]: S. 1.)

[7] Vgl. Tschan, 2005: S. 175 sowie Enders, 2004[a]: S. 22.

[8] Vgl. Enders, 2004[a]: S. 22.

[9] Schelling, 2006: S. 17.

[10] Haslbeck, 2007: S. 454.

[11] Enders, 2004[b]: S. 5.

[12] Stöger/diepresse.com, 7.4.2010

[13] Der Begriff „Täterinstitution" beschreibt Einrichtungen, die Tätern weitgehend Möglichkeiten zum Missbrauch eröffnen, als Folge fehlender Präventivprogramme und nicht vorhandenem opferorientierten Handelns in der Aufarbeitung von Missbrauch.

[14] Vgl. Enders, 2004[b]: S. 3.

[15] Vgl. Tschan, 2005: S. 246.

[16] Vgl. Sölle – in: Füssel/Sölle/Steffensky, 1993: S. 30 ff.

[17] Siehe hierzu auch Gairing, 2008: S. 102 ff.

[18] Zur Schwere von Traumerfahrungen siehe Fischer/Riedesser, 2009: S. 150 ff.

[19] Vgl. Enders, 2004[a]: S. 36.

[20] Mertes, 2011: S. 2.

[21] Mertes, 2011: S. 5.

[22] Mertes, 2011: S. 5.

[23] Mertes, 2011: S. 5.

[24] alle Zitate hier aus: Mertes, 2011: S. 1 f.

zu Kapitel 6 Menschen im Umfeld verstehen

[1] Vgl. Tschan, 2005: S. 55.

[2] Karremann, 2007: S. 28.

[3] Enders, 2004[a]: S. 31. Vgl. hierzu auch Fischer/Riedesser, 2009: S. 151.

[4] Müller, 2010: S. 171.

[5] Der Begriff „Coabhängigkeit" ist zwar im Zusammenhang mit Missbrauch nicht wirklich geläufig und doch zeigt gerade dieser Begriff jene Abhängigkeit sehr gut auf, in der sich manche Menschen im Umfeld eines Täters befinden können. Der Begriff „Coabhängigkeit" wurde in der Suchtliteratur geprägt und meint eine enge, persönliche, in seinem Wesen aber destruktive Beziehung zu einem suchtkranken Menschen. Sie ist eine Beziehungsstörung, in der sich eine Person von einem suchtkranken Menschen abhängig macht und sich letztlich – oft ohne dies wahrzunehmen – selbst schädigt. „Coabhängige" geraten in eine Opfer- oder Helferrolle, die bis zur totalen Selbstverleugnung und Selbstaufgabe ausagiert werden kann. Vgl. hierzu auch Möde, 2010: S. 485.

[6] Vgl. Müller, 2010: S. 172.

[7] Stöger/diepresse.com, 7.4.2010

[8] o.V./wienerzeitung.at, 10.11.2010

[9] Vgl. Heiliger, 2001: S. 77.

[10] Müller, 2010: S. 174.

[11] Vgl. Enders, 2004[a]: S. 29 f.

zu Kapitel 8 Die Dynamik von Trauer und Klage verstehen

[1] Vgl. Herman, 2006: S. 266.

[2] Kast, 2006: S. 37.

[3] Vgl. Kast, 2006: S. 12 ff. Die Phasendefinitionen von Verena Kast entsprechen übrigens

weitgehend den von Elisabeth Kübler-Ross definierten Sterbephasen von Nichtwahrhaben-Wollen, Zorn, Verhandeln, Depression und schließlich Zustimmung. Vgl. hierzu Kübler-Ross, 2001: S. 62 ff.

[4] Vgl. Kast, 2006: S. 16.

[5] LThK, 2009: Band 6, S. 108.

[6] Die Theologie spricht hier von der Theodizeefrage. Dabei geht es darum, zu fragen, wie sich das Leiden in der Welt, das Leiden Unschuldiger, verbinden lässt mit der Idee eines allmächtigen und gütigen Schöpfergottes. Jeder, der diese Frage nicht nur rein akademisch, sondern aus einer existenziellen Betroffenheit heraus stellt, verursacht bei den anderen ein Problem, denn letztlich können wir uns einer Antwort auf diese Frage bestenfalls nähern – mehr nicht. Damit aber bleibt etwas offen und unlösbar und das verursacht Spannungen.

[7] Haslbeck, 2007: S. 402.

[8] Vgl. hierzu etwa Micha 1,8 „Klagen muss ich und jammern, barfuß und nackt gehe ich umher; ich erhebe ein Geheul wie die Schakale, ein Klagegeschrei wie die Strauße."

[9] Vgl. LThK, 2009: Band 6, S. 109: „Schließlich mündet der Klageprozess in den Lobteil, der Gott dankt und auch in Zukunft das Gotteslob vor der Gemeinde verspricht. In diesem spirituellen Prozess zerbricht zugleich jede Art von Magie und Geschäft in der Gottesbeziehung. Mensch und Gott setzen sich nicht mehr gegenseitig unter den Druck eines Wenn-Dann. Deshalb darf die Klage auch vorwurfsvoll ausfallen, weil der leidende Mensch hier aufrechten Ganges vor Gott hintritt."

zu Kapitel 9 Die Dynamik von Schuld und Vergebung verstehen

[1] vgl. Herman, 2006: S. 191.

[2] Paul, 2010: S. 179 und S. 181.

[3] Grün, 2010: S. 16.

[4] „Erlasst einander die Schuld, dann wird auch euch die Schuld erlassen werden." (Lk 6,37)

[5] „Rächt euch nicht selbst, sondern lasst Raum für den Zorn Gottes [...]" (Röm 12,19)

[6] Vgl. Reemtsma, 2009: S. 416.

[7] Vgl. Forward, 1993: S. 182 f.

[8] Paul, 2010: S. 68.

[9] Paul, 2010: S. 184.

[10] „Verzeihen tritt erst ein, wenn die mit Rachegefühlen verbundene Erinnerung von einer positiv gefärbten Zukunftsorientierung abgelöst wird. Wenn eine Person verzeiht, verändert sich ihre Haltung gegenüber dem Schadensverursacher: Wie sie über ihn denkt, was sie dabei fühlt und wie sie sich ihm gegenüber zukünftig verhalten möchte, wird weniger negativ und zunehmend wohlwollender. Es findet eine prosoziale Veränderung statt. [....] Verzeihen findet unter der Bedingung statt, dass dem Opfer bewusst ist, dass der vermeintliche Akteur auch die Verantwortung für die aufgetretene Verfehlung trägt. Entscheidet sich die verletzte Person, dem Verursacher dieser Schädigung zu verzeihen, dann verzichtet sie darauf, weiterhin Zorn zu empfinden." (Schwennen, 2009: S. 208)

[11] Smedes, zit. n.: Watts, 2008: o. S.

[12] Haslbeck, 2007: S. 410.

[13] Tschan, 2005: S. 203.

[14] Paul, 2010: S. 190 f. Den Prozess des Trauerns, auf den Chris Paul als Modell für Vergebungsprozesse verweist, hat auch Verena Kast beschrieben. Siehe dazu die Ausführungen im Kapitel 8.

[15] Haslbeck, 2007: S. 411.

[16] Enders, zit. n. Goertz/Ulonska, 2010: S. 44.

[17] Vgl. Haslbeck, 2007: S. 406 ff.

[18] Herman, 2006: S. 269.

[19] Vgl. Evangelische Kirche Westfalen, 2005: S. 11.

[20] Vgl. Evangelische Kirche im Rheinland, 2004: S. 10.

[21] Mertes/tagesspiegel.de, 26.6.2010.

[22] Paul, 2010: S. 188.

[23] Vgl. Enright, 2006: S. 37.

[24] „Verlaß dich nicht auf die Vergebung, füge nicht Sünde an Sünde, indem du sagst: Seine Barmherzigkeit ist groß, er wird mir viele Sünden verzeihen." (JesSir 5,5)

[25] Vgl. Grün, 2010: S. 56 ff.

[26] Vgl. Gerl-Falkovitz, 2008: S. 175.

[27] Evangelische Kirche Westfalen, 2005: S. 11.

zu Kapitel 10 Schritte erfolgreicher Prävention verstehen

[1] Vgl. Tschan, 2005: S. 250.

[2] Tschan, 2005: S. 246.

[3] Vgl. Enders, 2008: S. 71 sowie Erzdiözese Wien, 2010: S. 13.

[4] Johanniter-Jugend, o. J.: S. 1.

Literaturverzeichnis

Eldridge, Hilary: Maintaining Change. A Personal Relapse Prevention Manual. Thousand Oaks u. a.: 1998

Enders, Ursula: Das geplante Verbrechen. Sexuelle Ausbeutung durch Mitarbeiterinnen und Mitarbeiter aus Institutionen. Köln: 2004[a]

Enders, Ursula: Traumatisierte Institutionen. Wenn eine Einrichtung zum Tatort sexueller Ausbeutung durch einen Mitarbeiter/eine Mitarbeiterin wurde. 2004[b]
(online unter: http://www.zartbitter.de/0/Eltern_und_Fachleute/6030_traumatisierte_institutionen.pdf | 28.11.2011)

Enders, Ursula/Eberhardt, Bernd: Schutz von Jugendlichen in der Jugendsozialarbeit vor Grenzverletzungen durch Mitarbeiter und Mitarbeiterinnen. Hg. vom Deutschen Roten Kreuz. Berlin: 2007

Enders, Ursula (Hg.): Zart war ich, bitter war's. Handbuch gegen sexuellen Missbrauch. Köln: 2008

Erzdiözese Wien: Verhinderung sexuellen Missbrauchs. Maßnahmen, Regelungen und Orientierungshilfen. Wien: 2006

Erzdiözese Wien: Die Wahrheit wird euch frei machen: Rahmenordnung für die katholische Kirche in Österreich – Maßnahmen, Regelungen und Orientierungshilfen gegen Missbrauch und Gewalt. Wien: 2010

Evangelische Kirche im Rheinland: Die Zeit heilt keineswegs alle Wunden – Leitlinien zum Umgang mit sexualisierter Gewalt. Düsseldorf: 2004

Evangelische Kirche Westfalen: Verantwortliches Handeln im Falle von sexueller Gewalt und Belästigung in der Kirche. Fortschreibung der Handreichung zum Umgang mit sexueller Gewalt in der Kirche. Bielefeld: 2005

Fischer, Gottfried/Riedesser, Peter: Lehrbuch der Psychotraumatologie. München: 2009

Forward, Susan: Vergiftete Kindheit. Elterliche Gewalt und ihre Folgen. München: 1993

Füssel, Kuno/Sölle, Dorothee/Steffensky, Fulbert: Die Sowohl-als-auch-Falle. Eine theologische Kritik des Postmodernismus. Luzern: 1993

Gairing, Fritz: Organisationsentwicklung als Lernprozess von Menschen und Systemen. Weinheim u. a.: 2008

Gamillscheg, Hannes: Schweden: Polizist, Feminist und Zuhälter. – in: diepresse.com, 25.2.2010 (http://diepresse.com/home/panorama/welt/542483/Schweden_Polizist-Feminist-und-Zuhaelter | 3.11.2011)

Gerl-Falkovitz, Hanna-Barbara: Verzeihung des Unverzeihlichen? Ausflüge in Landschaften der Schuld und der Vergebung. Wien u. a.: 2008

Goertz, Stephan/Ulonska, Herbert (Hgg.): Sexuelle Gewalt: Fragen an Kirche und Theologie. Berlin: 2010 (= Theologie: Forschung und Wissenschaft, 31)

Grün, Anselm: Vergib dir selbst, Münsterschwarzach: 2010

Haslbeck, Barbara: Sexueller Missbrauch und Religiosität: Wenn Frauen das Schweigen brechen. Eine empirische Studie. Berlin, Münster: 2007 (= Geschlecht – Gewalt – Gesellschaft, 4)

Heiliger, Anita: Zur Therapie von Sexualstraftätern – eine kritische Perspektive. – In: Kofra 91/2000. S. 4–18

Heiliger, Anita: Täterstrategien bei sexuellem Missbrauch und Ansätze der Prävention. – In: beiträge zur feministischen theorie und praxis, 56/57, 2001. S. 71–82

Herman, Judith Lewis: Die Narben der Gewalt. Traumatische Erfahrungen verstehen und überwinden. Paderborn: 2006 (= Konzepte der Psychotraumatologie, 3)

Heyden, Saskia/Jarosch, Kerstin: Missbrauchstäter: Phänomenologie, Psychodynamik, Therapie. Stuttgart: 2010

Hirigoyen, Marie-France: Die Masken der Niedertracht . Seelische Gewalt im Alltag und wie man sich dagegen wehren kann. München: 2002

Hirsch, Mathias: Realer Inzest. Psychodynamik des sexuellen Missbrauchs in der Familie. Gießen: 1999

Institut für Konfliktforschung: Literaturrecherche und Analyse zum Thema Arbeit mit Gewalttätern. Projektbericht, Wien: 1998

Johanniter-Jugend: !Achtung – eine Kampagne gegen sexuellen Missbrauch im Jugendverband. Berlin, o. J.
(online unter: http://www.praeventionstag.de/html/GetDokumentation.cms?XID=208 | 7.11.2011)

Johnson, David/VanVonderen Jeffrey: The Subtle Power Of Spiritual Abuse. Minneapolis: 2005

Karremann, Manfred: Es geschieht am helllichten Tag. Die verborgene Welt der Pädophilen und wie wir unsere Kinder vor Missbrauch schützen. Köln: 2007

Kast, Verena: Zeit der Trauer. Phasen und Chancen des psychischen Prozesses. Stuttgart: 2006

Kiel, Astrid: Meister der Manipulation. Therapeuten über ihre Arbeit mit Sexualstraftätern – Interview im SWR2, 19.7.2006

Koch, Erwin: Dieses lautlose Klicken – in: diepresse.com, 1.1.2010
(http://diepresse.com/home/spectrum/zeichenderzeit/530569/Dieses-lautlose-Klicken?from=suche.intern.portal | 3.11.2011)

Kübler-Ross, Elisabeth: Interviews mit Sterbenden. München: 2001

LThK (Lexikon für Theologie und Kirche). Sonderausgabe, Freiburg/B. u. a.: 2009

Marks, Heidi: „Als der Mann kam und mich mitnahm." Die Geschichte eines Missbrauchs. Köln: 2008

Medizinische Gesellschaft Basel: Arbeitsgruppe „Umgang mit Tätern" – Empfehlungen zu Handen des Vorstandes. Basel: 2002
(online unter: http://www.medges.ch/uploads/media/umgangtaeter_060602.pdf | 28.11.2011)

Mertes, Klaus: „Sühne muss auch wehtun" – In: tagesspiegel.de, 26.6.2010 (http://www.tagesspiegel.de/politik/suehne-muss-auch-wehtun/1869266.html | 28.11.2011)

Mertes, Klaus/Siebner, Johannes: Schule ist für Schüler da. Warum Eltern keine Kunden und Lehrer keine Eltern sind. Freiburg/B.: 2010

Mertes, Klaus: Spalten, lernen, glauben – Geistliche Reflexionen nach einem Jahr Missbrauchsskandal. Frankfurt/St. Georgen: 2011
(online unter: http://www.sankt-georgen.de/veranstaltungen-2011/VortragPMertes.pdf | 28.11.2011)

Möde, Erwin: Der missbrauchte Mensch – der missbrauchte Gott. – In: Christ in der Gegenwart, 62/2010. S. 485–486

Müller, Wunibald: Verschwiegene Wunden. Sexuellen Missbrauch in der Katholischen Kirche erkennen und verhindern. München: 2010

o.V.: Nichte war „sein Spielzeug": Sechs Jahre Haft für Wiener – in: diepresse.com, 18.3.2010
(http://diepresse.com/home/panorama/oesterreich/547097/Nichte-war-sein-Spielzeug_Sechs-Jahre-Haft | 3.11.2011)

o.V.: Lehrer hatte Sex mit Schülerin: Freispruch. – in: wienORFat, 18.6.2010 (http://wiev1.orf.at/stories/450555 | 3.11.2011)

o.V.: Früherer Polizeichef von Upsala verurteilt. – in: faz.net, 30.7.2010 (http://www.faz.net/frankfurter-allgemeine-zeitung/politik/frueherer-polizeichef-von-upsala-verurteilt-11009675.html | 3.11.2011)

o.V.: 22 Monate bedingt für „Liebesbeziehung" zu 13-Jährigem – in: wienerzeitung.at, 10.11.2010
(http://www.wienerzeitung.at/nachrichten/panorama/chronik/48505_22-Monate-bedingt-fuer-Liebesbeziehung-zu-13-Jaehrigem.html | 4.11.2011)

Paul, Chris: Schuld/Macht/Sinn, Arbeitsbuch für die Begleitung von Schuldfragen im Trauerprozess. Gütersloh: 2010

Reemtsma, Jan Philipp: Vertrauen und Gewalt. Versuch über eine besondere Konstellation der Moderne. München: 2009

Robert D., Enright: Vergebung als Chance. Neuen Mut fürs Leben finden. Bern: 2006

Rutter, Peter: Sex in der verbotenen Zone. Wie Männer mit Macht das Vertrauen von Frauen missbrauchen. Freiamt: 2002

Ryan, William: Blaming the Victim. London: 1971

Schelling, Thomas C.: Micrimotives and Macrobehaviour. New York/London: 2006

Schwennen, Christian: Organisationales Verzeihen im Konfliktlösungsprozess. – In: perspektive mediation, 04/2009. S. 207–211

Stöger, Klaus: Zahl der gemeldeten Missbrauchsfälle nimmt zu. – In: diepresse.com, 7.4.2010 (http://diepresse.com/home/panorama/oesterreich/556798/Zahl-der-gemeldeten-Missbrauchsfaelle-nimmt-zu | 4.11.2011)

Tschan, Werner: Missbrauchtes Vertrauen. Grenzverletzungen in professionellen Beziehungen: Ursachen und Folgen. Basel: 2005

Türkmen-Barta, Lieselotte: Sexualisierte Gewalt: Tätertypen und Täterstrategien – Vortrag anlässlich der Fachtagung „Opferschutz braucht Täterarbeit" am 2. Juni 2003 in Linz (online unter: http://www.vereinlimes.at/vor_1_barta.htm | 28.11.2011)

Verein Mira: Bei uns sollen alle Menschen sicher sein. Die Selbstverpflichtung zur Prävention sexueller Ausbeutung für christliche Kirchen und Gemeinden. Luzern: 2006 (online unter: http://www.mira.ch/fileadmin/Dokumente/Broschuere_Kirchen.pdf | 7.11.2011)

Watts, Dorothy Eaton: Was Vergeben wirklich ist. Gedanken über Vergebung. – In: Top Life Magazin, 2/2008
(online unter: http://www.toplife.at/familie/artikel133.html | 14.11.2011)

Weele, Teo van der: Schluss mit dem Schweigen. Sexueller Missbrauch: Begleitung auf dem Weg zur inneren Heilung. Holzgerlingen: 2001

Wevers, Hans Jörgen: Sexueller Missbrauch – Täterbehandlung. Nach einem Skript von Dr. Ruud Bullens. 1996–2009 – In: Online Magazin Psychologie Persönlich: Sexueller Missbrauch (http://www.ppt.dtpnet.de/Texte/sexuelle.htm | 28.11.2011)

Wunderlich, Dieter: Heidi Marks: „Als der Mann kam und mich mitnahm". Die Geschichte eines Missbrauchs, Inhaltsangabe. – In: dieterwunderlich.de, 2008 (http://www.dieterwunderlich.de/Marks_mann_missbrauchs.htm#inhaltsangabe | 15.11.2011)

Als weiterführende bzw. vertiefende Literatur empfehlen wir insbesondere die Schriften von Ursula Enders bzw. zum Thema „Missbrauch durch Autoritätsträger und Fachpersonen" das Buch von Werner Tschan. Zur Frage des Umganges mit traumatischen Erfahrungen ist insbesondere das Buch von Judith Herman sehr empfehlenswert und zum Thema Pädosexualität das Buch von Manfred Karremann.

Eine sehr umfangreiche Literaturliste zum Thema findet sich auf der Homepage des Vereins Zartbitter Köln:

www.zartbitter.de/gegen_sexuellen_missbrauch/Fachinformationen/8000_literaturverzeichnis_zart.pdf

sowie auch unter: www.praevention-bildung.dbk.de